アルコール依存症は治らない《治らない》の意味

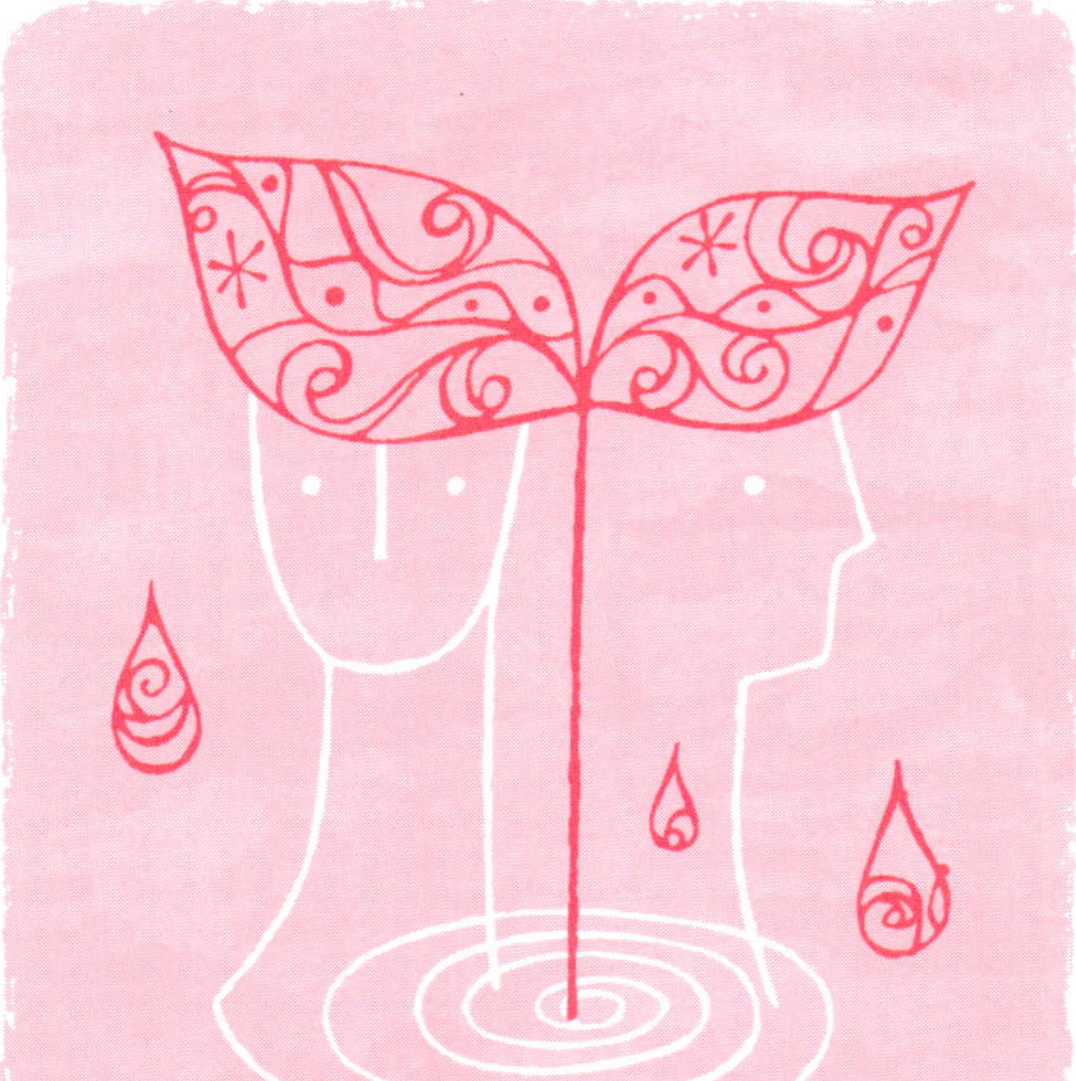

なだいなだ・吉岡隆 著

中央法規

目次

はじめに

スーパービジョンを頼まれた

この本の物語は吉岡君からスーパービジョンを頼まれたことから始まる。スーパービジョンとは、ぼくたちの業界（精神医療）の言葉で「個人指導」のことだ。つまり吉岡君に「師匠になってくれ」と頼まれたというわけだ。

ぼくは断った。

理由は簡単だ。ぼくは若い時から一匹狼として生きてきた。自分が、スーパービジョンを受けたことがなかった。

「万事において、われに師匠なし」

宮本武蔵を真似してそういった。かっこいいと思っていた。

「そのぼくが、他人のスーパービジョンをすることなどできると思うか。そもそもやり方を知らないぞ」

と彼に答えた。

師匠を持たなかったが、ぼくにはだれもが師匠であった。参考になるものはだれのものであろうが遠慮なく頂いた。遠慮するような師匠のない利点だ。そして、最後には、精神療法は、自己流であるべきだと信じるようになった。

「心理療法は治療者の数だけやり方があってよい、いやそうでならねばならぬ、それぞれが、自分の持っている才能を活かして、自分のやり方を作っていかねばならない」

これがぼくのたどり着いた考えだった。そのぼくが、師匠になどなれるか、というわけだ。

しかし吉岡君はよくいえば熱心、ずばりいえばしつこい。このしつこさは仕事の上では大いに役立っていたようだ。ぼくはとうとう根負けして、引き受けることになった。

引き受けてから自分に対する言い訳を考えた。宮本武蔵だって、最後に師匠になったじゃないか。「五輪の書」は、弟子たちの使うテキストとして書かれたものじゃないか。師匠となるなら、ぼくもテキストを書かねばなるまい。それを本にして出すか、と頭の中で自分にいった。

引き受けることが決まっても、それをどういう形式でやるかも問題だった。一番単純なのは、一〇回とか二〇回とか、プログラムを作って、面接の方式でやることだった。だが、それはぼくにとって、一番好もしくない選択だった。そんな約束をすっぽかす可能性が高かったし、すっぽかして、忙しい人に、時間を無駄にさせるような迷惑をかけるのは心苦しい。結局、ぼくの考えで、メールのやり取りの形で行うことにした。その方が、一定の期間、予定で縛られることもない。ぼくの気ままが許される。また、メールなら記録が残るし、それを利用することもできる。

しかし、もう一つ大きな問題が残った。それは、ぼくの心理療法が、あまりにもぼく独特のもので、決して一般的なものとはいえないことだった。学会嫌いのぼくは、ぼくの理論、その実践方法など、学会で発表したことはない。学術書としてではなく、一般書としていくつかの本を書いているだけである。そんなぼくを師匠にしていいのか。

吉岡君は、いいと答えた。実際に、そうした本の読書を通じてぼくを知ったわけで、それでもいい、いやそれだからこそ、スーパービジョンを受けたいと思ったという。

そこまでいわれると、ぼくの考えを、日本のどこかにいるか分からない読者だけでなく、顔の見えるだれかに伝えておくのもいいか、という気持ちになった。ぼくはついに引き受けると答えてしまった。

こうして、行われたスーパービジョンを元に、今回、この本が生まれることになった。

だが、本にするために、改めて記録を読み返してみると、一般の人に読んでもらうためには、もう少し説明が必要だと感じた。

そこでここに、一般の人に向けた、ぼくの療法の説明を付ける次第である。

常識療法

ぼくの精神療法（心理療法）は名付ければ常識療法だ。常識を持っていれば分かるし、だれでも使うことができる。特別な術語は一切使わず、日常の言葉だけを使う。

ぼくの考えでは、心理療法は、常識の療法でなければならない。しかし残念ながら、現実はそうではなかった。

これまで、日本の心理学では、常識という言葉は使われず理性というわけのわからない言葉が使われていた。ぼくは理性という言葉が使われていた場所に、常識という言葉を入れてみることを読者にお勧めする。するととてもおさまりがいいことを発見されるだろう。だが常識は《理性》ではない。ぼくは言葉を入れ替えただけではない。意味も変えているのだ。それでもなおかつすわりがいい。

昔は、こころの病気は、理性を失う、あるいは失いかけることだと考えていた。いまでも、そう考えている人がいる。その人たちにとっては、理性をもとに戻すこと、あるいは正常な理性に戻すことが治療の目的であった。そこから異常だとか、正常だとかの考えも生まれた。

だが、ぼくは医者としての経験を積むうちに、理性など、哲学の講座の中の言葉であって、臨床の場には不似合だと考えるようになった。臨床の場で有用なのは常識だ。理性と常識は混同されやすい。だが似て非なるものだ。

ぼくたちは日常、これは正しいとか、間違っているとか、判断している。判断なしでは、一刻も前に進めない。

さて、その判断を、人間は何にもとづいて行うのか。これまでの哲学（ドイツ観念哲学）は、理性だという。日本の心理学も、その哲学の影響下で発展したので、理性だと答えてきた。ところが理性は、人間の中に、どのようにつくられたか、あるいは与えられたか、説明されていない。

ぼくは、イギリスの経験主義哲学の影響を受けて、それは常識だと考える。常識は、親や周囲の社会の人々から言語を学ぶうちに自然に、生まれ育ち、ぼくたちのものになったものだ。だから言葉に密着している。ぼくたちは、その常識をもとに判断している。それ故、常識が国によって違っても不思議はない。世代間で常識が違っていても当然だ。つまり、常識は相対的なものだ。だが理性は普遍的なもので、先天的なものだと考えられている。

では常識はどう定義されるか。

「常識とは、一八歳までに集めた偏見のコレクションである」

いろいろと常識の定義はあるが、これが、ぼくの好きな常識の定義だ。一番うまくい得ていると思う。アインシュタインの定義だが、これほど簡潔で、しかもユーモアに満ちた、なおかつ常識の本質に切り込んだ定義は他にはない。定義にユーモアは必要不可欠ではないが、読者も一度聞いたら忘れられないだろう。それほど印象に残る。天才でないとできない定義だ。あまり感心しすぎると、アインシュタインに笑われるかもしれない。そしてそのあとに「常識は一八歳までに作り上げた、社会と共有していると信じている、ものの見方である」という、ぼくの定義を付け加える。しかし、その定義をあまり気にしないで、先を読んでいけばいい。ぼくも、世の中で使われている常識という言葉、言葉の意味を、漠然と受け入れた形でこの言葉を使う。だが、進むにつれて、次第に、常識の姿が、おぼろげなるものから、かなりはっきりした焦点を結ぶようになるだろう。それが、ぼくの辿った道でもあるわけだ。

話はちょっと飛ぶ。《売る》という言葉に、引っかかるかもしれないが、心理療法家は、分かりやすくいえば、真理を売る人ではなく、常識を売る人だ。そこが宗教家と違うところだ。宗教家は「これが正しい見方だ」と、自分の見方を押し付ける。心理療法家は、「こういう見方をしてみると、世の中がよく見通せるようになるよ」と、あるいは「住みやすくなるよ」という。つまり常識を変えてみることを提案する。そこが宗教と、心理療法の違いだ。

心理療法にたずさわるものは精神科医、心理学者、ソーシャルワーカー、看護師だ。みな世俗的な職業としてやっている。そしてそこに回復した患者さんが自助組織を作って加わる。それぞれが、異なる宗教を持っているとしても、なんら問題はない。信念にもとづいてではなく、常識にもとづいて、仕事をするからだ。そして心理療法家は、自分が常識人であるという自覚を片時も失ってはならない。間違っても聖職だなどと思わないことだ。

常識は一人一人違う。国、文化によっても違う。時代によっても違う。また、それぞれが送ってきた人生によっても微妙に違う。しかし、それにもかかわらず、常識は、自分一人のものでないという意識に支えられて成り立つ。《これは常識だ》は《これがわたしの考えだ》ということとは違う。地面の上に立っているように、人間はその常識の上に立っている。常識の地面は他の人の地面ともつながっている。そういう感じを表現しているのだ。そこから、他の人と共有しているものという感じが生まれる。自分の考えであると同時に、他の人たちと共有しているという感じに支えられているわけだ。

常識について、ながながと説明を続ける時間はない。これまで話してきたことを含め、簡単にまとめて、前に進むことにする。常識だからそれでいいのだ。

常識は生まれた時には持っていないが、一八歳ぐらいになるといつの間にか持っている。つまり一八歳くらいまでに、人間の内部に形作られるものである。心理学者は、それを人格とか、自我という言葉でも呼ぶが、ぼくは常識の形成と呼ぶ。一般の人にもその方が分かりやすいだろう。一般の人々は、《人格形成ができているか》といわれても実感が湧かないが《常識を持っているか》と、聞かれれば、《持っている》とすぐに答えられる。実感できるからだ。常識は実体的に感じられている。だからこそ、心理療法で常識を変えることもできるのだ。

常識は絶対的なものではない。だから常識なのだ。いまある常識が、古い常識として捨てられ、新しい常識に取って代わられることを、日常見ているから、だれもが、自分の常識が変わることも、可能性としていつも頭に置いている。ぼくたちは、日常会話の中で「新しい常識はこれよ」「それはもう古い」「むこうでは、これが常識よ」などというが、その程度に、すでに常識は絶対的でないということを理解している。だからこそ常識は変えることが可能なのだ。常識の変化が歴史と平行した方向性を持っている時、成長するという。ぼくたちは患者を成長させるように努めるし、また自分自身も成長するように努める。

心理療法の仕事をしていれば、時折、自分のやっていることと、自分の考えとの間に、矛盾があることに気付くことがある。それは、自分の常識について、考えてみるべき機会に恵まれたことであり、治療者にとって患者を治療することが、自分の成長につながることを実感する機会でもある。

スーパービジョンという仕事は、惰性に陥って、自分の常識と現実の間の矛盾に気付かなくなっている人に、気付かせてやるために、考えのヒントを与えることだと、ぼくは考える。矛盾を問題として考えることによって、常識は新しくなる。年輪を増やすように成長する。それが考えることと常識の関係だ。

しかし、与えるのはヒントだけで、その後、一緒に考えたりしない。考えるのは、ヒントを与えられた、スーパービジョンを受けている、それぞれの治療者だ。人間は他人に代わって、考えてあげることはできない。それは、おのおのがやらねばならない。人生をだれかに代わって生きてもらうわけにいかないのと同じだ。

かつて、「お偉い人」たちに考えるのは任せて、その下の一人一人は、考えないことにしていた時代があった。夏目漱石も、日本はかつてそうであり、そこから抜け出せないで、自分の意見を持てないでいる人が、まだたくさんいる、といった。かれの時代は、まだそうだったのだろう。漱石の時代と比べれば、いまの日本には、自分の考えを持つ人が多くなった。だが、いまでも、漱石が嘆いたように、自分の考えを持てない人が、まだかなり残っている。漱石はこころの病気を持っていたが、自分の問題点、解決の方向をちゃんととらえていた。

しかし、それは大人についていう場合であり、子どもは、いまでも、全員が、自分の考えなど持っていない。成長して次第に持っていく。

大人の年齢になっても自分の考えを持てない人が、ストレスに押しつぶされ、病気になり、その人たちをサポートするのが、心理療法の仕事だから（簡単にいうとそういうことになる）、それにたずさわる人間が、自分で考えられないようでは困る。

余計なことをいっている間に、大切なことを忘れそうになった。これまで、常識という言葉にこだわってきたが、それには理由がある。こころの病そのものが、常識と無関係ではないと考えるようになったからだ。それどころか、想像以上に深くかかわっていると考えるに至った。ぼくはこころの病気は、《常識が病むこと》といいかえてもいいと思っている。これはぼくの見方だ。ぼくだけの考えだとはいわない。同じような考えを持つ人はかなりいる。だが、ぼくのようにその考えを、はっきり言葉に出していう人は、まだ少ない。

ジェリネック（『アルコーリズムの疾病概念』の著者）が、「世の中に、アルコール依存の定義は無数にある。その定義が、正しいか間違っているか議論するのは無意味だ。その定義が、自分たちのやろうとしていることに、どれだけ役立つかどうかを考えるべきだ」といっていた。ぼくも同感だ。ぼくの考え「常識が病むこと」が正しいかどうかではなく、心理療法家としての日常に、どれだけ役立つかどうかだ。

患者は病気ではないか、と自分で思うから、自分で精神科あるいは心理療法家を訪ねる。「自分が他の人と違う症状を持っている」「自分は他の人と違う」「自分は普通ではない」そう思うから来るのだ。何を以て判断するのか？　常識だ。常識以外にない。以前は、まず体の病気として医者にかかり、その医者が、こころが原因の病気だろうと考えて、心理療法家に送ってきた。ヒステリー全盛時代はそうだった。今では、患者が直接こころの問題を意識して、自分からカウンセリングを求めるようになった。また、自分では自分が病気だと認めない患者を、家族や友人や、職場の同僚が連れてくる。その判断の根拠はいまの常識だ。「わけのわからないことをいう」「変なことをいう」「自分たちには理解できない行動をする」つまり自分たちの常識では、理解できないから連れてくるのだ。もし「ちょっと変だが、常識の範囲内だ」と思えば連れてこない。神や悪魔と関係していると思えば、宗教家のところに行く。

また、他のものからは、常識から外れていると思われていても、自分は自分の常識の中にとどまっていると考える患者は、決して自分が病気だと思わない。つまり病識を持たない。そのような患者は、常識のもとになっている、共通認識の意識が欠けているのだ。それこそが、病気の基本となる現象である、とぼくは考えるわけだ。つまり常識を病んでいるのだと。

では、これまで説明したことを頭において、この本は読んでいただきたい。

なだいなだ

第1章

問答風スーパービジョン

なだいなだ
×
吉岡隆

発端

手紙（吉岡→なだ）

新緑の季節になりましたが、いかがお過ごしでしょうか。

私のほうは、やっと花粉症から解放されつつありますが、気温の低い日が続いており、さわやかな季節をなかなか迎えることができません。おかげさまで、先年開所したこころの相談室「リカバリー」もなんとか軌道に乗りつつあります。まだクライエントがゼロの日もあるのですが、そんな日には準備をしたり、資料の整理をしたりしています。

今日は先生にどうしてもお願いしたいことがあり、お手紙を書きました。

私が一人で「相談」の仕事をしていて一番恐れていることは、独りよがりになることです。私自身これまで自分の回復と成長のために投資（時間やお金）を惜しまず、セルフケアはしてきたつもりです。セルフケアの三本柱は、カウンセリング[※1]と相互援助グループ[※2]とスーパービジョン[※3]だと私は考えています。

カウンセリングのほうは三年半受け、終結になりました。

相互援助グループには四〇歳のころから通い始め、現在も週二回は夜のミーティングに通っています。

問題はスーパービジョンです。私自身が尊敬し、信頼している方にスーパーバイズをお願いしたいのですが、どうしても見つかりません。かねてから先生にぜひお願いしたいと思っていたのですが、なかなかその勇気が出ませんでした。以前先生のお宅にうかがったとき、確かご自宅で患者さんを診ていらっしゃるというお話を思い出し、思い切ってお手紙を書かせていただきました。

私が書いたものや考え方を素材にして先生からご指導いただきたいのです。先生のご都合で場所も時間も費用も決めていただいてけっこうです。長い間先生を師と仰いできた私の願いをどうか聞いてください。

※１　クライエント自身に問題を解決する力があると信じ、言語的手段を使いながら、自己理解を深める手助けをすること。

※２　共通の問題を持っている者同士が、互いの経験を分かち合いながら問題の解決を目指すグループのこと。

※３　精神療法の臨床教育で基本になっているもの。教育者と被教育者が一対一、または一対複数で継続的に進めてゆくもの。

拝受（なだ→吉岡）

スーパービジョンせいとのこと。気持ちは分かりますが、小生、体力的に、若い人のリズムで、仕事はできません。時たま、遊びに来るのならけっこうです。それをスーパービジョンを受けたと解釈するのなら、それもけっこう。

「リカバリー」のパンフレットを見て感じたことが一つ。カタカナ英語が多いですね。

スーパービジョン開始

依頼　（吉岡→なだ）

第一回目のスーパービジョンをお願いします。

一九八六年に『精神医学ソーシャルワーク』（岩崎学術出版社）という本の中に書いたもののリライト原稿をお送りしますので、コメントをお願いいたします。この本を改訂して『新精神医学ソーシャルワーク』というタイトルで出版します。将来精神保健福祉士になりたいと思っている学生たちに向けた内容になっており、私はその中で「チーム医療とソーシャルワーク」「ケースカンファレンス」という部分を書かせていただきました。

原稿受領　（なだ→吉岡）

送っていただいたものは、これから直してまた発表するつもりですか。

それともただ、ぼくの意見をききたいのですか。

それでしたら、どういう人たちに、どのような形で自分の意見を示したくて、この論文を書いたのか。その目的のためにこれでは不充分と思うなら、どこをどうすればよいのか考えを示してください。自分の考えを表現できたと思っていますか。そういうこともちょっと知りたいですね。

ぼくは売文業者です。売り物にならない文章は買ってもらえないので、それなりの苦労をしています。学会雑誌に出すものは内容に問題がなければ、文章ゆえに拒絶されることはないので、いつもうらやましく思っています。批評するときはそのうらやましさが反転して辛口になることがありますよ。じゃあ。

目的（吉岡→なだ）

さっそくありがとうございました。

私は先生のコメントをいただいてから、直して出版社に送るつもりです。

私が一番読んでほしいのは、これから精神保健福祉の分野で活動したいと考えている学生たちです。そのためには、先生がいつも気をつけていらっしゃる言語表現の部分についてご指導をいただきたいのです。そしてもう一つは、私の人間観や疾病観についての先生のご意見もうかがえたら嬉しいです。

私の主張は現時点では、多分にマイノリティだと思うのですが、十年、二十年経てば決して特異な主張とは思えないのですが、いかがでしょうか。

私が三十代半ばに相互援助グループの効果を主張したときには、誰も共感してはくれませんでした。

クライエントの人生の主役はクライエントであるからこそ、臨床チームにも、ケースカンファレンスにもクライエントが中心であるのが自然だということは、相互援助グループの主張ともつながる思想だと思います。

この部分は自分でも自分の意見を表現できたように思います。編集責任者の意見とぶつかることがあるかもしれないのですが、それを恐れないで伝えたいと思います。

先生のご質問の答えになりましたでしょうか。

論文の批評（なだ→吉岡）

難しいことはやさしく書き、やさしいことは深く書き、つまらないことは面白く書く、これを文章のモットーにしてください。

反省。ぼくはよいスーパーバイザーにはなれないな。あたりまえのことには返事をしない。これでは勇気を与えられない。治療側にまわる人には、どうしてもレベルの高い要求をしてしまう。

人間・とりあえず主義

『人間・とりあえず主義』を読んで　（吉岡→なだ）

少し前に『人間・とりあえず主義』（筑摩書房）を読み終えました。とりあえずということは、見切り発車のようにも見えますが、私は論争よりも、まず行動が大事だというふうに理解しました。ＡＡを日本に運んだジャン・ミニー神父は、「私はアル中の涙と言葉は信じない」と言っていましたが、行動なき回復はないということと通じるものがあるように思います。

以前、日本精神医学ソーシャル・ワーカー協会の理事をしていたときに、関東のワーカーと関西のワーカーが議論すると、対立する場面が多く、理屈派対実践派という構図で、本当に関東は行動せずに理屈をこねるのが好きなんだなと思いました。

見切り発車　（なだ→吉岡）

とりあえず主義は、見切り発車のようなもの？

う～ん、そういう解釈もあるかねえ。たとえば臨床家と、建前で論じるジャーナリズムとの違いは、とりあえず主義と完全主義のそれだと思う。臨床は最初の面接から始まる。最初の面接で患者のことを全部知ることは不可能だ。終わりまでいっても、まだ不可能だけど。だから部分的な理解を出発点にする。最初の一時間の面接で得た材料をもとに、とりあえず治療を計画しなければならない。だから、精神療法の場合、最初のうちは探りをいれながら、の治療というわけだ。つまり、相手の反応を見て、自分の最初の理解を修正しながら先に進むということ。臨床の現場ではあたりまえのことだ。ところが社会では、医者はすべて最初からすべてを見通せる名医でなければならぬと、完全主義があたりまえのことと思われている。

とりあえず主義という言葉で、ぼくは一般社会の完全主義に、不完全でもいいから、行動しながら考える、臨床の現場の考えを紹介したかった。見切り発車は、交通機関に受身的に乗せてもらっていて、ホームに置き去りにされるというイメージが強いのだけれど。とりあえず主義は、電車に乗ってしまってから、どこで乗り換えるか考えるようなことと思ってもらいたい。

ぼくの説明が不十分だから、君が迷ったのかもしれない。でもぼくは君が最初から全部理解すると思って書いているのではない。そうか、説明が足りなかったか。じゃあ、補っていこうか。これがとりあえず主義のスタンス。

ティル・オイレンシュピーゲルというドイツ中世の民話の主人公が、村はずれに立っているると、出発しようとする旅人が、かれに隣の村まで何時間かかるか、と尋ねる。ティルは、問には答えず「歩け」という。旅人は怒って「おれは何時間かかるかと尋ねているのに、歩けとはなんだ。人を馬鹿にするな」とかれを追い回す。しかしティルのいい分は、「とりあえず歩いてみろ。でなければ、その歩き方なら、何時間かかると判断できないではないか」だったのだ。

ぼくも、「先生、この病気治りますか」などという質問には、ティルのように答える。

「まず、この方法でやってみましょう」

それから、日本にＡＡを紹介したジャン・ミニー神父のことは知らない。会った記憶もない。どんな人？　一九五〇年代に日本にＡＡを紹介したのは、救世軍の小塩さんたちだった。大辻さんという女性がアメリカから帰ってＡＡを禁酒同盟の人々に紹介し、それを救世軍の小塩さんたちが、日本に広めようとしたらしい。それが、日本式の断酒会の形をとって、定着した。

そのあと「断酒会の源はＡＡである、本当のＡＡを紹介しよう」という人たちが現れる。ＡＡは無名性を大事にするので、日本的断酒会は、正当なＡＡの継承者とは認められない。そういう原則の問題もあった。そこで、ＡＡが再導入される。ぼくの頭の中ではそう整理されている。ＡＡについては、君の方がぼくより詳しいから、ぼくの理解に間違いがあったら、聞かせてほしいね。

ＡＡの誕生　（吉岡→なだ）

ＡＡは一九三五（昭和一〇）年に、オハイオ州にあるアクロンという町で生まれました。株の仲買人をしていたビル・Ｗと外科医をしていたドクター・ボブとの出会いが誕生のきっかけでしたが、二人ともアルコホーリクでした。ビル・Ｗは、もう一人のアルコホーリクにメッセージを運ぶことで、自分が酒をやめ続けられることに気づき、ドクター・ボブにメッセージを運んだのです。二〇〇八（平成二〇）年の夏には私もこの町を訪れ、ＡＡの足跡を辿りました。

日本でＡＡの存在にいち早く気づいたのは、山室武甫でした。彼は救世軍に所属していたのでノン・アルコホーリクでしたが、日本禁酒同盟で理事をしていた一九五〇（昭和二五）年に、禁酒新聞に「酒客匿名会」に関する記事を載せ、自らもエール大学の第一〇回アルコール研究夏期学校に参加しています。

一九五二（昭和二七）年には、日本禁酒同盟から禁酒使節としてアメリカに派遣された大辻君子がニューヨークのＡＡ本部を訪ねており、東京の本郷中央会堂の武藤健牧師はパリで開かれたアルコールに関する国際会議に出席しています。こうした中でＡＡの日本版を作る気運が持ち上がり、山室武甫のほか上堀内秀雄らの努力によって一九五三（昭和二八）年に「断酒友の会」が誕生しました。

このころになると、いろいろな国から日本にやってきたＡＡメンバーたちが活動を始め、一九五六（昭和三一）年にはボブ・Ｂとランスが日本人医師と出会い、武庫川病院にＡＡプログラムを運びました。これが病院内ＡＡの始まりです。その後アメリカのＡＡメンバーも病院内ＡＡに出席して、本場のＡＡのやり方や祈り、12のステップや12の伝統、スローガンなどを教えてくれました。また、一九五八（昭和三三）年には日本禁酒同盟の小塩完次が高知市で「ＡＡと東京断酒新生会」などの活動報告をしています。

しかしＡＡプログラムを日本人と実践したのは、メリノール宣教会のジャン・ミニー神父（一九三〇－二〇〇七）でした。彼は一九五九（昭和三四）年に来日し、京都大学や立命館大学で教育にもかかわっていたのですが、アルコール依存症が悪化して帰国。母国アメリカで一八か月間のアルコール依存症治療を終えると、そこでの体験を携えて一九七四（昭和四九）年に再来日したのです。彼が所属していたメリノール宣教会には、当時同じアルコール依存症で苦しむ神父たち（パット・田中・ロイ）がいましたが、その神父たちにもＡＡのメッセージを運ぶことで、彼は飲まない生き方を与えられました。一九七五（昭和五〇）年三月に東京蒲田で開かれたステップ・セミナーが、日本語ＡＡグループの誕生となっています。アクロンで生まれたＡＡは四〇年後に日本でも萌芽したのです。

いじめを考える

『いじめを考える』を読んで　（吉岡→なだ）

私の物語は、アルコール依存症者の祖父と、その息子であるＡＣの父親と、私の関係が中心軸になって流れているのですが、もう一つの流れがあって、それは少年時代に受けたさまざまないじめの体験です。

二つの潮流がやがて一つになって、権威や権力に対するアレルギー反応を引き起こすようになってゆきました。「強者の論理」に対する私流の反旗でした。でも、戦績を振り返るまでもなく、百戦百敗に近かったわけですから、満身創痍になると私は自分を赤ちゃんのように抱いてくれる女性に依存するというパターンを繰り返していたわけです。

三年半カウンセリングを受けましたが、自分でも気づかぬほど父子葛藤の根は深いものでした。私が依存対象を手放すためには、自分の本当の感情と向き合う必要がありました。幸いなことにアディクションの分野で仕事をしていたので、相互援助グループの仲間たちにも助けてもらうことができました。

私の中で先生を「安全な父親」として見ている、あるいは見ようとしていることに気づいたんです。父は怒ると一週間も二週間も口をきいてくれなかったので、先生から返信のメールが届かないとまた自分が父親（先生）を怒らせるようなことをしたんじゃないかと不安になることがあります。むろん、先生はお忙しいのだろうというポジティブな解釈も少しはありましたが。

結果はどうだったかというと、私は「強者の論理」に疑問を投げかけ、自分はそれを反面教師のようにして、援助職という職業を選び、生きてきたように思います。

ひと言で言えば、私を助けてほしくてこの仕事を選んでいたのだということが、いまはよく分かります。私は性依存症者ですが、天秤皿にたとえるなら、性がのっている皿のもう一方には、子ども時代からの怒りや寂しさがのっているのだと思います。そうやってバランスを取りながら私も生き延びたサバイバーの一人なのだと思っています。まだまだ、私の物語も、その物語の読み方も変わってゆくのでしょうが……。

書くときに注意すべきこと（なだ→吉岡）

人間の物語は未完です。とりあえずここまで書かれた物語を、さてどう続けてゆくかですね。考えてみたらあなたはぼくの子どもくらいの年なのだな。ぼくは子どもの目線で自分が見られていることを忘れてしまうことがあってね。一人前の大人は、自分と同じ年だと思う癖がついていて、厳しい感じをあたえるのかな。ぼくはホトケのナダで、怒ることはありません。文句はつけますが。

一つ、論文を書くときに注意すべきことを書きます。これを読んで、患者さんは理解できるだろうか、と考えながら書くこと。臨床心理療法家は、特別な用語に頼ってはいけない。ＡＣだ、そうかＡＣか、で分かったような気がしてはいけない。まず書きたいことを三行でといったらと三行で書いてみること。これがいろいろ書けるのです。馬鹿にしてはいけません。それをやさしく分からせるための、作戦を考えること。あとは書く途中で、その原則を思い出すこと。それから視野を広げて全体の中で、いま、自分が、どのような部分を扱っているかの確認をすること。決して聖なる部分―批判してはならない部分―を作らないということです。

すべては成功もあるし、挫折もあるし、再生もある。ＡＡだって、断酒会だって、同様です。組織が大きくなると、批判のできない《聖なるもの》を作りあげてしまう。そうなると批判ができなくなり、エネルギーを失っていく。父親、先生、などの関係にも聖なるものを作らないこと。ぼくみたいな年齢の男が鬱病になって、クライエントとしてあなたのところにやってきたらどうするか考えてみてください。

神、この人間的なもの

宗教心の芽生え　（吉岡→なだ）

『民族という名の宗教』（岩波新書）と『神、この人間的なもの』（岩波新書）を続けて読みました。でも、なかなかメールできませんでした。

私はカトリック系の大学に学び、教員には神父が大勢いましたし、クラスメートにもカトリックやプロテスタントの信者がけっこういました。ある時はイギリス人の神父に誘われて週末に修道院で開かれた黙想会に参加したこともありましたし、別の神父が秋川渓谷に建てた禅道場に一人で出かけたこともありました。

でもどこか私自身冷めたところがあって、キリスト教とは距離をとっていたように思います。形の上では仏教徒ですが、私に宗教心が芽生えたのはＡＡと出会ってからです。ＡＡはもちろん宗教ではないのですが、ハイヤーパワー（自分を越えた大きな力）の前で無力を認めたところから回復が始まると考えています。確かにバックボーンはキリスト教ですが、私はこの部分は共鳴できるようになりました。

『神、この人間的なもの』の中でも書かれていましたが、不安や絶望の淵にいる人間にとって、同じような人間が他にもいるというのは気持ちが楽になることです。ＡＡでも

「われわれ」という表現をしていますが、われわれと呼べる仲間の存在が人間を孤独から救うのだと思います。

癖とか習慣は不安に対するくすりだとも書かれていますが、まさしく依存対象のアルコールやギャンブルやセックスは不安や怒りや低いセルフエスティーム（自己肯定感情）といったものに対する鎮静剤であったり麻酔薬であったりしているのだと思います。

書評をありがとう（なだ→吉岡）

書評ありがとう。先月半ばからフランスに行き、そこからエジプトに足をのばし、昨日の深夜に、家に戻ってきました。返事が遅れたのは、そのためです。さて、批評の批評です。

批評は、相手を怒らせるか、嬉しがらせるか、あたりさわりのないことを書くか、三通りの方法があります。怒らせたらそれは確実に痛いところを突いたのであり、核心的な部分に迫ったことになります。著者を嬉しがらせるのは、不安だったところを、安心させ、著者が自分で気がつかなかった部分の良さを指摘してやることなので、著者の精神療法をしているようなものです。あたりさわりのないことを書いているのは、書いている人が、自信がない場合です。

書評をするとき、自分はどの立場でやろうと思いますか。今回、やろうと思いましたか。批評というのは、自分の立場を明確にすることです。ぼくが『神、この人間的なもの』で一番書きたかったことは何か。当ててごらんなさい。

師匠とは喧嘩をして乗り越えていかねばならないもの。ぼくを師匠として選んだのなら、少なくともその気構えでいなければ。

神、この人間的なもの（吉岡→なだ）

もう一度、本を読み直しました。先生が一番書きたかったものは、このことでしょうか？

「三大宗教は、生きた人間が作り出したものだ。それを弟子たちが神格化したために、今のような形になっただけだ」と。

実際にキリストは自分を人の子と呼び、仏陀も弟子たちにさあ一緒に修行しようと言い、ムハンマドも自分は人間であり数ある預言者の一人に過ぎないことを強調したわけですが、弟子たちがそれでは人間の不安や孤独を救えないと考えたのだと思います。神が教えるわけではなく、結局人間が向き合う問題なのにです。その人にとって宗教が不安や孤独を軽減しているのなら、あえてそれを否定する必要はないだろうと。

私が前回メールしたものは書評ではなく、自分の経験を示したものでした。書評という三つの方法の中では、あたりさわりのないというところに近いものです。今回も書評というよりは、先生の質問に答えるところまでしか書けませんでした。

ただあれから自分が宗教となぜ距離を取ろうとしたのかが、少し見えてきました。宗教のからくりというのは、うまくいったことは神様のお陰になり、うまくいかなかったことは本人の信仰心の乏しさに帰せられるところにあります。そういうからくりが宗教を守ってきたのでしょうが、私はそこにうさん臭さを感じていたのだと思います。多くの聖人たちよりも、遠藤周作の『沈黙』に出てくるキチジロウのような人間の方に共感をおぼえてしまうのです。

二〇〇二（平成一四）年二月にボストンで一人の聖職者が一〇〇人以上の子どもたちに性虐待をしてきた事件が明るみに出て、日本のカトリック教会も動き始めました。性依存だけではなく、アルコール依存の問題も以前から指摘されてきていますが、そんな流れから私のところにも聖職者の会議で依存症の話をしてほしいという依頼が舞い込んできました。ますます神が人間的なものに近づいてきたように思います。

師弟の関係　（なだ→吉岡）

今度のメールを読み直して、こちらの方が、自分の感情に素直になり、自由になっているると思えませんか。最初のときは、ぼくに対して、当て外れのことをいっては、とか、こんなことをいうとなまいきだ、怒られるのでは、という気持ちがちょっと混じっていたのではないかと思います。

かつて親に対し、そうした恐れの気持ちを持っている子どもが、親も人間、おれも人間、対等な気持ちになると同時に、親が優れている分だけの尊敬を抱くようになる。それが自立というものです。ぼくを先輩の分だけ経験と知識のある先生として尊敬するのはいいが、恐れたり依存したりしていては自立できませんよ。

福音書を読んでも、頭が固くて、イエスのいうことが信じられないで、叱られてばかりいる使徒がいます。この集団の師弟の人間的な温かな関係を感じさせます。ぼくはそんなふうに聖書を読んできました。遠藤周作に近いかな。

返事のない意味

謝礼について　（吉岡→なだ）

スーパービジョンの謝礼の件ですが、のびのびになって申し訳ありません。私としては、契約と考えていただけるとありがたいのですが、いかがでしょうか。

まだ何もしていません　（なだ→吉岡）

ぼくはまだ何もしていません。あなたはぼくに料金を決めろと何回かいいました。ぼくが答えないので、今回は、早く決めろといわれました。それで少しは君のパーソナリティの一部が分かりかけました。

ぼくの待っていたのは、ぼくがなぜ答えないのかを、君が分析してみることでした。それはおそらくあなたの気持ちを反映させたことでしょう。ぼくが想像するところでは、患者との面接場面で、自分の意見を聞かれたら、すぐ答えてしまう傾向があるのじゃないかな、ということです。それでは相手の想像力を膨らませてやることはできません。それでは知識は与えられても、術を学ばせることはできません。本で読んで勉強できることは学で、術は年月をかけて、進歩させるものです。進歩は心境という形で意識されます。

まず、ぼくが何をどう考えて、料金の返事をしなかったのか、想像でいいから書いてごらんなさい。

返事のない意味　（吉岡→なだ）

看護学校や大学でも授業がうまくいっていないときは、私が喋りすぎるときです。面接も同じです。ということは、口では協働作業だと言いながらも、私の共依存症（お世話焼病）が出ているからでしょう。相手の想像力が膨らむのを待てずに、知識で覆いかぶせているのです。しみじみ私は「問答」が下手なのだと思います。そこで、先生が料金の返事をされなかった理由を考えてみることにします。

・一つ目は、先生がお金にきれいなことです。いつか話されていたように、「大きな組織からの講演依頼にはしっかりと料金を貰うけれど、お金のない大学の学園祭なら交通費程度でも行きます」という理由で、私のような小さな相談室からはもらわないということなのか。

・二つ目は、先生にとって関心があるのは、料金よりも人を育てることにあるのか。

・三つ目は、スーパービジョンに入るには、その前にもっとウォーミングアップが必要で、まだその段階に入っていないということなのか。
・四つ目は、相手の持っている力を引き出すのはこうするんだよというデモンストレーションをする機会を待っていらしたのか。
・五つ目は、スーパービジョンにどのようなことを私が期待しているのかを見たいと思われたのか。
・六つ目は、スーパービジョンに対する私の動機の強さを測られたかったのか。
・七つ目は、臨床家というのは自分の不安や孤独に耐えながら仕事をするもので、安易に人に指導を頼むものではないということなのか。
いま想像できるのはこれくらいです。でもどれも当たっているような気がしません。

RE 返事のない意味 （なだ→吉岡）

すこし前進があるようです。ただ、君がぼくだったら、どう考えるか、というところが見えません。

ぼくはブッダもイエスもムハンマドも、優れた精神療法家だったと考えます。だから、かれならこの場合どう考えただろうか、どう行動しただろうか、三人尊敬する人がいるとしたら、三通りの答えがあるかもしれないし、みながこの場合は同じということもあるかもしれない。

ともかくわが師はどう考えるだろうか、と考えるのです。そのためには師を理解する必要があります。もちろん理解度には完全ということはありえません。常に比較の問題です。出発点から、どれだけ隔たったかが、問題なのです。患者さんは、この人はこう考えて、こう行動したに違いないと簡単にいえても、相手がぼくだと、なかなかそういえない。

君の描くぼくと、現実のぼく自身と、食い違いがありそうなので躊躇うのですが、なんだ、おまえは、ちっともおれが分かっていないじゃないか、といわれるのが怖いですか。

人を語るということは、自分の理解度を裸にすることです。そんな薄っぺらな人間理解しかできていないのか、といわれる恐怖にあえて挑戦して、自分の人間理解度は、この程度のものです、と示すことです。君はこれで、ぼくの考えをある程度引き出しました。

返事のない意味2（吉岡→なだ）

先生のメールを読むと、高僧から禅問答を返されたような気になります。先生が私だったら、どう考えるか？　ですか。難しいですね。

八つ目の解釈としては、相手の潜在能力を信じて、じっと動きを待つということでしょうか。

先生は人間に深い関心を持っていらっしゃると、どこかで読んだ気がします。それは相手に対する関心であると同時に、ご自身に対する関心だと私は受け止めました。この場合、先生は私に関心を向けてくださったということでしょうか。相手に対して共依存になるということは、相手の潜在能力を信じていないわけですが、実は自分自身の潜在能力を信じていないからに過ぎないと思います。

つまり、先生が私に全幅の信頼を寄せてくださったと私は考えたいです。そこからスタートしましょうというメッセージにも受け取れました。でも、まだ的を射た実感が持てません。

RE　返事のない意味2　（なだ→吉岡）

難しく考えるところが、君のクセだよ。

いままで君の自分を分析する視点は、自分に近すぎた。だから見えなかったものがたくさんある。ぼくの視点に立って、自分を見たらということ。つまり、君がぼくになったつもりで自分を見たら、自分のやっていることがどう見えるだろうということ。そんなに難しいことではないでしょう。想像力さえあればできる。本当にできないのなら、想像力が少し不足。想像力の訓練をしなければね。想像力があるのにできないならそれは、君の中に抵抗があるということ。その抵抗が何かを分析しなければ。

ぼくは禅問答などしていないよ。文章を書くときは、明白さをむねとしている。しかし、これをしろ、あれをしろ、とあなたにいいたくない。君を買いかぶるにも、君を落第だと突き放すにも、そもそもぼくはまだ君をそこまで知っていない。つまり、君はまだ、自分をぜんぜんそこまでさらけ出していない。これまで、自分について語ったのも、筋書きだけの物語だよ。ぼくがこわいのじゃないかな。ちょうど親ぐらいの年だし。

君がぼくだったら、この吉岡という男、いったいなぜ、ぼくにスーパービジョンなどというのだろう。ぼくをどれだけ知っているのかな。ぼくの臨床を見たわけじゃないし。そうぼくが見えたら、そのように君は答えを書けるわけだ。具体的に、いま、こういう患者の相談を受けているのです。それでこういう場面で、こういったら、不適当だったでしょうか、そういう相談をしたいのだろうか。ぼくがそう考えていると思ったら、その答えを書けるわけだし、そんなに難しいことではない。

料金の問題は、答えをいおう。いらないというわけじゃない。だが、やってみなければ、どれだけの手間をぼくにとらせることか、ぼくが君の望んでいたものを与えられるかどうか、分からないじゃないか。時間でいくら、というなら、そんな仕事は、いまさらぼくはしたくない。ぼくの人生の残りの時間は、もう少ない。本当に、時間を使う価値があるかどうか、価値があると思えば料金なんてわずかでいい。そんなに金に困ってもいないしね。

ぼくが教えてやろうといい出したのじゃない。君が教えて欲しいといい出したのだ。そしたら、教えてやりたいと、ぼくに思わせるような努力をしなくちゃ。その努力が、「料金をいってください」ではね。自分はこういう心理療法家になりたい。これまでに、こういう問題があった、こういう悩みがあった。それを共依存だなんて言葉を使わないで語りなさい。これまでの君にいえることは、共依存だなんて言葉を使うようになって、ヴォキャブラリーが貧困になっているということ。

患者が分析用語など使って、自分を説明し始めたら、その分析は失敗だといっていい。その患者は、分析から抜け出せないよ。患者は患者自身の言葉で自分を語れるようになって自分を取り戻し始めたといえる。百姓は百姓の言葉で語る。百姓が共依存だなんて言葉を使ったらおかしいよ。君は百姓ではないけど。

さて、反論してください。今、咳き込んでこれ以上続けられないから、今晩はこれまで。

返事のない意味3　（吉岡→なだ）

私には権威や権力に対する過敏反応があることは、前にお話ししたとおりです。原点は父親です。

先生に対する尊敬の気持ちはたくさんの著書を読ませていただく中で抱くようになりました。柔軟な発想やいろいろな角度からものを見る力、人間的な温かさ、分かりやすい文章表現などなどです。

直接お会いできたのは数回ですが、自分では気づかない力を引き出してくださっています。でも、同時に、恐れの感情があるのも事実です。先生を怒らせてしまったら、また父親のように私を相手にしてくれなくなるのではないかという恐れです。いくら先生が「ぼくはホトケのナダと言われてるので、怒りません」とおっしゃっても、やっぱり私は怖いのです。「大人の男性はみんな怖い」という思いが、「大人の男性の中には怖い人もいる」に変わり、怖いという感情は私の側にあるのだということが、頭で分かるようになったいまでもです。ほとんど反射的に出るのでしょう。

私自身も先生に理想の父親像を写していることは分かっていました。そして、そのことに戸惑いもおぼえていました。こんな気持ちを持ちながらスーパービジョンをお願いするのは間違っているんじゃないか。でも、私がそうした生の感情を出してゆかなければ、スーパービジョンにはならないのかもと。

私は精神保健福祉士が国家資格になるという話が決まったときに、精神医学ソーシャルワーカー（ＰＳＷ）協会から抜けました。権威・権力を笠に着た資格だ、クライエント不在だ。私に資格があるかどうかを決めるのはクライエントだ、と思ったからです。にもかかわらず、今回先生にスーパービジョンをお願いしたというのは、日頃の主張と矛盾していたことに気づきました。私がそれだけクライエント中心に臨床活動をしているのなら、なぜ自分のかかわりが適切であったか否かを、直接クライエントに尋ねようとしないのかという矛盾です。

ＰＳＷ協会には愛想尽かしをしたのに、先生という権威には依存し、指導を受けたことで安心しようとしていたのだと思います。ここに私の不安がありました。

私は長すぎるほどの公務員生活をしてきました。二七年間もです。

その間にいつも考えていたことが一つあります。それはクライエントから「あなたもしょせん役人だったんだね」と言われたら、いつでも潔く辞めようということでした。幸いにというか、心の中で思っていた人はいたかもしれませんが、声に出された人はいませんでした。

でも、こころの相談室「リカバリー」を始めてから「今日はぼくが話し終わるまで、何も言わずに聞いてください」と言われたことが二回あります。言われて喋りすぎた自分に気がつきました。そんな自分ですので、こういう心理臨床家になりたいという以前に、クライエントから支持される活動をしたいと思っています。

RE　返事のない意味3　（なだ→吉岡）

かなり本音が出てきましたね。ぼくが怖いというのは、ぼくを知っていないからです。父親に対する感情をぼくに重ねるというのは、フロイト流の説明で、かなり説得力がありますが、クマが怖い、サルが怖い、ゴキブリが怖い、という人は、それらの動物の習性を知っている人と、知らない人とでは違います。つい一、二か月前の英字新聞にルーマニアで野生のクマが、街に出没するという写真入りの記事がありました。観光客がクマを取り巻いて、手を伸ばして餌をやっていました。ただ、コメントに、野生のクマが危険な動物であることを忘れてはいけないとありました。クマが町に出ると、直ぐ猟友会に射殺させてしまう日本と大きな違いだな、と思いました。

分からないものが怖いのです。どういうときにぼくが怒るか、どんな怒り方をするか、怒らないときは、どんな人間か、知れば怖さはなくなるでしょう。それはぼくが説明することではなくて、付き合って、年月をかけて知っていくことです。

ぼくはまだ、君の父上がどんな人だか、あるいはどんな人だったか、知りません。君が怒られているとき、君の母上が、どういう態度だったのか、いつもそうだったのか、別の場合もあったのか、知りません。どんな父上だったのでしょうね。どんな母上だったのでしょうね。兄弟姉妹はいるのですか。知らないのは、君がまだ話してくれなかったからです。ぼくはクライエントでないのだから、自由に話してもいいですよ。抵抗があるとしたら、なぜでしょうね。

よく見る夢（吉岡→なだ）

私の中に残っている一番大きな傷は、小さいころに「兄弟がほしい」と言った私に、「おまえのような馬鹿は一人でいい」と言った父親の言葉です。自信がない私にはほとんど確定診断のようなものでした。

母親は私が助けてほしくて意見を求めたときにはいつも、「お父さんといっしょよ」と言いました。私が孤立感を深めていたことに、たぶん両親は気づいていなかったと思います。両親のせいにするのだとしたら、私が無条件に生きている価値があると思えなかった原点はここにあるかもしれません。

でもいまは変わりました。子どもの自己肯定感情を育てるのは、家庭や学校や地域ですが、そういうものが得られないのなら人は自分で育てることもできるのだし、仲間と育て合うこともできるのだと思えるようになったからです。

母親は現在九三歳で、隣家に一人で住んでいます。行き来もしています。

このごろ幼少期のことが思い出されます。よく大腿部が噛まれるように痛かったこと。あれは身体痛だったのだろうかとか。小学校低学年のころには、いつも寒い寒いと震えていて、先生が給食室の大きなかまどのところに連れて行ってくれたこと。六年間を通じて月曜日の朝礼では、ほとんど毎回貧血を起こしていたこと。小学校時代は、いじめられたエピソードがたくさんあったこと。

中学校に入ってからもしばらくはいじめがあったのですが、私も小柄な先輩をいじめたことがあり、あとで大勢にやり返されたこともありました。

高校になるとテニスが生活の中心になり、だんだんスポーツに自信がもてるようになりました。同じ中学校からは一人しかその高校に行かなかったので、「変身」できたのです。

でもそのころからよく見る夢は、いつも誰かに追いかけられる夢でした。かろうじて相手をまいて逃げ切るのですが、目覚めてどっと疲労感が出ました。ひどい歯ぎしりや肩こりもあり、肩こりは現在でもあります。身体症状は小さいころから出ていたのだと思います。

重要なこと

重要なこと（なだ→吉岡）

今日のメールで、ぼくから質問したくなりました。

心理療法家にもいろいろあります。いろいろあっていいのですが、心理療法家は哲学を持つべきだと思いますか。持つべきだと思うなら、その理由は？　技術を持っていれば十分だと思いますか。そうなら、その理由は？

これは重要なことだと思うのだけど。哲学を持つという意味が分からないといわれては困りますが、自分は持っているかどうか考えてみれば、答えが出るのでは、と思いますが。たとえば、アルコール依存症の患者が、酒をやめているだけでよしとしますか？　自我を確立して欲しいと思うことは？

哲学を持つべきか（吉岡→なだ）

心理療法家は哲学を持つべきかという質問ですが、哲学を持たないと心理療法をするのは難しいのではないでしょうか。なぜなら心理療法家の哲学が意識するしないにかかわらず、そのままクライエントに投影されることになるからです。

逆に持っていなければ、行き当たりばったりの治療でクライエントを混乱の渦に巻き込むことになると思います。しかし実際に私自身のことを振り返ると、クライエントから育ててもらう過程で哲学が少しずつ身に付いてきたのでしょう。

ではその哲学を一言で言うと（三言でもいいですよね）、対象者つまりクライエントの持っている回復する力や成長する力を信じているということです。そう言いながら、余計な手出し口出しをしては、自問自答することの連続なのですが。

私はこのごろ、知識の集積と技術の研磨に加えて、セルフケアは欠かせぬものだと改めて考えています。そしてこの三つは三位一体ではないかと。

アルコール依存症者が自我を確立するということは、自分の物語の書きかえ作業を続けてゆけば、自分でも気がつかぬうちにそれが可能なことになるのではないかと思うのですが、ちょっと楽観的でしょうか？

治療と哲学　（なだ→吉岡）

哲学とはものの見方です。そのものの見方から、必然的に行動が引き出されてくる。

ぼくは、人間はとりあえず生きるほかはない存在だ、という哲学を持っています。人間は結果を待って生きるわけにはいかない。患者は生まれて初めて出会う人間です。その人間をぼくはほとんど知らないので、とりあえず治療を始めるのです。失敗をしても当然です。相手をよく知らないのですから。

治療をしながら、少しずつ相手が分かってきます。分かれば、少しずつ方向を示すこともできるようになるでしょう。治療は同時に、治療者にとっては経験であり、経験は本人を成長させます。そういう意味で、心理療法はつねに相互作用です。ユングは「対話であり、対決」だといいます。

〈哲学を持たないと心理療法をするのは難しいのではないでしょうか。なぜなら心理療法家の哲学が意識するしないにかかわらず、そのままクライエントに投影されることになるからです。逆に持っていなければ、行き当たりばったりの治療でクライエントを混乱の渦に巻き込むことになると思います〉

持つべきだという意見は分かりました。

〈対象者つまりクライエントの持っている回復する力や成長する力を信じているということです〉

患者には、回復する力や成長する力がある、という哲学ですね。

〈セルフケアは欠かせぬものだと改めて考えています。そしてこの三つは三位一体ではないかと〉

安易にカタカナを使わない方がいいです。日本語を使いましょう。

〈アルコール依存症者が自我を確立するということは、自分の物語の書きかえ作業を続けてゆけば、自分でも気がつかぬうちにそれが可能なことになるのではないかと思うのですが、ちょっと楽観的でしょうか？〉

楽観もへちまもありません。自己の物語を語らせるのが治療です。でもどうなったら（どのような意味で、どのような表現で、自分の物語を書いたら）、自我が確立したといえるのですか。

また、患者が、どう語っていたら、確立していない、といえるのでしょう。それをあなたが、自分の言葉で書けたら、あなたの哲学がぼくに伝わることになるでしょうね。

ユングの心理療法論

心理療法論　(吉岡→なだ)

ユングの『心理療法論』(みすず書房)をやっと読み終えました。私にとっては難しかったです。毎日数ページ読むと眠ってしまいました。

唯一理解でき共感できたのは、臨床的心理療法の基本のところに書かれていた「自分の方がよく知っているとか権威を持っているという気持ちや、影響を与えようという気持ちをすべて捨てなければならない」という一節です。『アルコホーリクス・アノニマス』には「われわれの知っていることはほんの少しだけだ」と書かれています。どちらも人間の傲慢さへの警告のように思いました。

先生は無神論者だと言われていましたが、私の場合(特定の宗教ではありませんが)「神は私が謙虚になるために必要なのだ」とこのごろ考えるようになりました。

謙虚になれる　(なだ→吉岡)

ユングの心理療法論、そんなに難しかったですか。そうだったら、もう一度、最初から読み直してごらんなさい。えっ、こんなことだったの、と、二度目はすごく分かりやすくなっているのではないかと思いますよ。訳は決して悪くはないし、文章もほかのユングの文章と比較して、難解でもありません。ただ、哲学の論理に慣れていないと、ちょっととっつき難いかもしれませんが。しかしいってることは、実に簡単なことです。二度目でも難しかったら、無理に読むことはありません。縁がなかったと思えばいいのです。どうも分からなかった本があった、と記憶していればいいのです。

ぼくは、神を信じていませんが、人間は信じられます。裏切られた、と騒ぐ人がいます。人を信じられなくなったという人がいます。そのようなとき、裏切らねばならない理由があったのだろう、それは何かと考えれば、それを知りたいという好奇心が湧きます。

人間関係はいつまでも断絶しません。

やりっぱなし病

やりっぱなし病　（吉岡→なだ）

私は宇都宮大学や上尾看護専門学校で講義をしながら、「これでは授業になってないぞ」と思うことが何回もありました。あせればあせるほど空回りをしてしまうのです。ただ自分の言葉だけが空転しているというのでしょうか。治療も相談も教育も一方的なものではなくて、相互関係だと日頃から自分で言っていたのですが。

そこで、今年は看護学校の授業の初日に、学生たちと契約をしようと思いました。シラバスという授業の概要が書かれたものはあっても、教員が説明しなければ学生には内容が分かりません。私の提案はこうです。

「もしみなさんも授業を相互教育だと考えられるのなら、九〇分の授業を半分ずつ分かち合いませんか？」

学生たちから積極的な反対意見が出なければ、このやり方にそって授業を進めようと思っています。このことは心理療法と同じ軸にあると私は思います。

少し前に先生から安易にカタカナは使わないようにと言われ、「共依存」は「お世話焼病」という言い方に変え、「セルフケア」は「自分の手入れ」に変えることにしました。

でも「ＡＣ」はまだピタッとくるものがありません。

アルコール依存症者の自我の確立というのは、自分が病気になった責任を誰かのせいにしてきた物語を書きかえることだと思います。病気は誰しも好きでなるものではありません。その責任を他者に押し付けても、自分で背負い込み過ぎても意味はなく、回復することにそれはあるのですから。

ひらたく言えば依存症は「やりっぱなし病」です。この病気から回復するということは、「自分の人生の責任が取れるようになること」でしょう。つまり単に酒がとまっているだけでなくて、自分の生活のあらゆるところでやりっぱなしにせず、後始末ができるようになってこそ、回復に向かっているのだと私は考えています。そのような脈絡で自分の物語を書くことができれば、自我が確立したと言えるのかもしれません。

やりっぱなし、ではない（なだ→吉岡）

「依存症」は「やりっぱなし病」だというのは、ちょっと問題があります。「アルコール依存」はみな「やりっぱなし」かも知れませんが、すべての「やりっぱなし」が「アルコール依存」ではないからです。人格的成長は、すべての人間を包み込む現象ですが、「アルコール依存」は「やりっぱなし」の一部の人間の問題です。人格的成熟とアルコール依存はパラレル、並行的な関係にあり、人格的に未熟だからアルコール依存になったというような直結的な関係にありません。家族の中にも、未熟な人たちがたくさんいます。

そこから「アルコール依存」の治療は「やりっぱなし」を指摘し、直させればすむことではなく、むしろ逆に「アルコール依存」の治療を行っていくと、「やりっぱなし」でなくなるのです。

ぼくの考えでは、依存という言葉がどんどん拡散してしまうのは「依存」という言葉への「依存」です。依存は人間の本質的な生き方にかかわります。「おまえも共依存だ」というのと、「人間、よく考えれば、つっかえ棒が、つっかえるものがなくなったら、倒れてしまうように、依存されていると思っているのも、実は依存していたのだねえ」というのとの間には、認識の差があります。

だれもが出発点の赤ん坊の時代には、絶対的に依存していたものが、大きくなるにしたがって、依存しなくなりますが、絶対に依存しなくなるのではなく、依存の仕方を変えていく。最後に完全に依存しなくなるのではなく、理想的な依存の関係に近付いていく。

断酒グループも、内容的には実は共依存です。それを意識しているのと、意識していないのと、大きな違いがありますが。

医療の仕事が好きで、これから離れたら、生きがいを失ってしまう人間も多い。依存は自由と対で考える方がいい。それで、ぼくはアルコール依存を、アルコールに対して、自由を失った状態といったのです。少しずつ依存しなくなる、という成長過程を、少しずつ自由になっていく、といった方が分かりやすいと思うのですが。

依存と自立　（吉岡→なだ）

私はこれまでに、縦軸と横軸を書いて自立の説明をよくしてきました。縦軸は自立度〇から一〇〇％で表し、横軸は〇から三〇歳とし、左下からスタートした線を右上に引いてゆくのです。ちょうど一五歳あたりで、依存と自立が半々ということになります。

そこからさらに対角に向かってゆくと一〇〇％の自立ということになるのでしょうが、これは孤立だと思います。八〇％程度の位置がいわゆる自立になるのではないかと考えています。相手と対等な位置関係にあって、相互に依存できる関係です。治療のゴールもこのへんではないかと思うのです。しかし、依存対象が物質でも、行為過程でも、人間関係でも依存症の状態というのは、一五歳以前から横ばい状態にあるように思います。先生は共依存をどういう意味で使われているのでしょう?

私は二者関係ではなく、個人を指して使っています。それで「お世話焼病」とか「うぬぼれ病」と呼ぶようにしています。依存対象に囚われた状態が依存症なわけですから、そこから自由になってゆくというのはとても分かり易いです。ただ反論させていただくと、確かにやりっぱなしがアルコール依存ではないのですが、アルコールの代りに別の依存対象に依存しているだけだと、そこにも確実に自立の問題があるのではないかと、私は考えるのですが、いかがでしょうか?

スーパービジョンの物差し

物差しの違い　（吉岡→なだ）

実は、スーパービジョンについて先生と私との物差しが違っていたんじゃないかと、今日ふっと思ったんです。私は自分の書いたものに、タイムリーなアドバイスを期待していたのですが、先生はあえて即答をしないとか、間をあけるという形でスーパーバイズされていたのではありませんか？

時には自分の責任で原稿をそのまま出しなさいと。私はすぐに答えてしまうと指摘していただいたお陰で、最近は意識的に答えないように心がけています。考えてみれば、相手の潜在能力を認めていないわけですから、正しく共依存です。そしてその本体は私の自己肯定感情の低さだと思います。

批評は行動のあと　（なだ→吉岡）

よく気がついてくれました。ぼくは先輩だけど、あなたは現場にいる。ぼくが代わって行動するわけにはいかない。批評は行動する前ではなく、行動したあとでするものです。

モデル探し（吉岡→なだ）

実はもう一つ気づいたことがありました。私は二十代の前半に先生の著書に偶然出会えたわけですが、後にそれも必然だったと思うようになりました。

相談室の利用条件は、相談と並行して相互援助グループのミーティングに参加することにしているのですが、これは『愛しすぎる女たち』を書いたロビン・ノーウッドのアイデアでした。私はまず、ミーティングであの人のようになりたいというモデルを見つけ、モデルが見つかったらその人の真似をする、そうしているうちに回復の路線を歩き始めるようになるとクライエントに話しています。

私も意識できてはいなかったのですが、霧の中を歩きながらモデルを探していたのでしょう。そして幸運にも先生に出会えたわけです。先生の書かれたものを読めば読むほど、次が読みたくなって、先生のような文体で書けたらなあと、いつも思っていました。真似でもいいから書いてみたいと。これは前にお話ししたとおりです。もちろん先生と一緒にお仕事をさせていただけるなどと考えたことはありませんでした。

しかし、いまこうしてご指導いただいているわけです。私はそこで大きな間違いをしていました。先生が「師と仰ぐなら乗り越える気構えを持て」と言われ、さすがに私も身の程は分かりますから「はい」とは言えなかったのですが、先生を有名ブランド扱いしてしまったのだと思います。若い女の子たちがブランド品に飛び付く姿に不快感を持っていたのですが、なんてことはなく私自身が同じように先生に飛び付いていたのです。先生の指導を受けながらも、ここからどう自己評価を高めてゆくかが、これからの私の課題です。

難しく考えずに、実行　（なだ→吉岡）

気がついたなら、実行です。しかし、のんびりやればいいでしょう。ぼくなんて大した人間じゃありません。劣等感を克服できないでいる老人です。たとえば、ぼくには字が下手だというコンプレックスがあって、それでコンピュータやワープロなどを使っているのです。ただ、そういう自分を笑えるようになり、人に笑われても、おれが笑わせているのだ、と思えるようになっただけです。ともかく難しく考えないこと。

百薬の長

アルコールの分量は？　（吉岡→なだ）

今日は初歩的なことですが、確認したくてメールをしました。

「酒は百薬の長」という場合、その量はお猪口一杯と私は習ったのですが、たまにそうじゃないと言う人もいて、もう一度正確な量を教えていただければと思います。

万病に効くクスリはない　（なだ→吉岡）

百薬の長といった人はいません。世の中でいわれている表現に過ぎない。

だれにでもいいクスリ、万病に効くクスリというものはない。諺的表現に、具体的な量を当てはめようとするのはナンセンスです。人それぞれです。人によってはお猪口一杯が命取り。かといって、ある人には、クスリにならないこともない。

だから、どれくらいが適量か、というのは、あまりいい質問とはいえません。大まかなことは大まかにとらえることが必要。

逆転移

とりあえず主義で　（吉岡→なだ）

なだ先生の沈黙の時間の意味をあれこれ考えていましたが、書棚の『人間、とりあえず主義』で再度お願いしようと思った次第です。

先日クライエントに「今日の相談料はいただけません」とはじめて言う出来事がありました。

クライエントも傷ついたでしょうが、私もかなりの深手を負い、こうしたことを放置せずに指導を受けることが私には必要だと思いました。

クライエントは四十代後半の既婚女性で、三年ほど前から抑うつ状態で精神科の治療継続中の方です。主訴は病気の症状と仕事を変えるかどうかということでした。

職場の上司に対する強い攻撃性や相互援助グループの仲間への強い攻撃性を吐くうちに、私がターゲットになってしまいました。

彼女の抑うつの背後には実母に対する深い怒りが垣間見えていて、自分の側の掃除をしようと提案したのですが、時期が早すぎたようです。

六回目のセッションで怒りが爆発し、

「ただ黙って聞いているのが傾聴なのか!?」

と言い、

「こんな遠くまで時間をかけて来るんじゃなかった」

と何度も深いため息をつきました。

　それに触発されて、

「私の仕事は回復の手伝いなので、今日の料金はいりません」

と言ってしまったのです。

　すると彼女は出した料金をしまったのですが、

「次の予約を少し先にしてほしい」

と言ったのです。

　私の読み違いでしたが、私の方が飽和状態で、

「相談は今日で終わりです」

と言ってしまったというお粗末な終結でした。

　ひと言で言うこともないのですが、逆転移を受け止められなかった失敗例です。私の言動に反発した彼女に、私もまた反発してしまったわけです。

　ここから私が学ぶ必要のあることは、私自身が抱えている地雷の処理だと思います。

書くことは考えること（なだ→吉岡）

沈黙してたわけではありません。単に忙しかっただけです。今、本を書いているところです。

それが、思うように進まないので、人を指導する時間など、なかなか取れないのです。メールをくれれば読みます。長いのはダメ。短く書くことを学ぶことも、人生では大切です。

返事をもらうことより、書くことで、自分の考えがまとまっていく、それが重要です。それにあなたは十分にプロなのだし、ぼくがあれこれいわなくても、自分であれこれ考えていくことができるだろうと思っています。

ぼくなど、しょっちゅう失敗して、自分の尻拭いに追われた人生でした。

ぼくの「医者もの」が、けっこう笑えるのは、そういう失敗する医者である自分をあけすけに語り、また懲りずに失敗するからです。にもかかわらず、古い患者さんから、人間としてけっこう愛されてもいます。

自分たちと同じ人間と思われるから愛されるので、恩を受けた先生と思われたら、愛してもらえません。

ぼくは、人生のある瞬間、一緒に闘った仲間と思われているのでしょう。

馬鹿か利巧かではなく、愛すべき人間か、否かです。

性犯罪者処遇プログラム

法務省からの依頼　（吉岡→なだ）

私のところのような小さな相談室にも、大きな事件があるとよく取材の申し込みがあります。

先生の対応を私も真似させていただいて、基本的には「私の限られた情報でコメントすることなどできません」と応対しています。

ところが、ＮＨＫの社会部から「クローズアップ現代」で性犯罪について取り上げたいので話を聞かせてほしいという連絡が来て、今度の日曜日に会う約束をしました。

続けて法務省保護局観察課からは、「性犯罪者処遇プログラム研究会」でヒアリングを行うので、性依存症者の相互援助グループの話をしてほしいという依頼が来ました。

どちらもこの問題にきちんと向き合う姿勢がうかがわれたので引き受けました。私としては援助の分野と相互援助の分野の両方に行き来できるのが自分の持ち味だと考えていますが、自分が高慢にならないための助言をお願いします。

ＲＥ　法務省からの依頼　（なだ→吉岡）

いろいろ声がかかるのはいいことです。どうぞ、自分の思うようにおやりなさい。できるはずです。ぼくがいうことなどあまりありません。ただ、ぼくは一般の人に話をするときに専門用語を使わないように、医療チームの中でも専門用語をなるべく使わないようにしてきました。できたら、そうして欲しいけど、これがけっこう難しいことだから。やさしく喋るのは、訓練のいることです。

法務省からの依頼２　（吉岡→なだ）

研究会でのヒアリングのあと、今度は法務総合研究所と東京保護観察所から性依存の話をしてくれという依頼がきました。

今日は法務省矯正局の関係で、刑務所に入っている人向けの音声ＣＤを作りたいので、インタビューさせてほしいという連絡がきました。

堅い話では私もつまらないし、聞いている人はもっとつまらないでしょう。

インタビュアーとの問答形式がいいのかなと思うのですが、何か良いアイデアはないでしょうか？

ＲＥ　法務省からの依頼２　（なだ→吉岡）

ぼくはそういう現場を知っていないので、あまり助言はできません。

ただ、あまり専門用語を使わないようにすること、なるべく症例について語ること、を中心に考えれば、自然と分かりやすくなり、具体的なので、退屈もしないと思います。

法務省からの依頼３　（吉岡→なだ）

私はいくつかの教護院や少年院と府中刑務所と川越少年刑務所を見学したことがあります。

裁判所や矯正施設では、「今も覚せい剤を使いたい」などと正直な気持ちを述べると、「反省が足りない」と評価されてしまいます。

相互援助グループのミーティングでは、正直な気持ちを話さないと回復ができません。

問題は感情と行動との間にしっかりとした境界線を引くことなのですが、これを理解してもらうのが至難の業です。

ＣＤの監修は矯正局がするので、パラドックスを理解してもらうのも難しいかも知れません。

それでも受刑者にはできる限り分かりやすい言葉で話したいと思います。

ＲＥ　法務省からの依頼３　（なだ→吉岡）

お説教で人間が変えられると思っている人が多いので困りますね。

人間の内部のバランス（秤）のたとえをすると分かりやすいかもしれません。

人間の中には秤があって、例えば酒が飲みたい、の皿には６が入っている。飲んではいけないんだ、の皿には４が入っている。

一〇回天秤を持ち上げると、一〇回飲みたいに傾く。しかし、やめよう、飲まずにおこうという気持ちがないのではない。

大概の人は、意志がないと決めつける。しかし、それが５以下であるだけだ。

回復の援助で１を飲みたいの皿からとって、それを反対の側の皿にのせる。

回復の援助は非力だが、それくらいのことはできる。するとあら不思議、今度は持ち上げても天秤は右にも左にも傾かない。

十年も二十年も飲んできたアルコール依存の人間が、ぴたりと飲まなくなると、奇跡が起ったと思うが、かれらのこころには、まだ飲みたいが残っている。それが５、あるいは５以下になっただけだ。

飲みたい気持ちをゼロにさせたのではない。

この話、『アルコール問答』（岩波新書）に書いておいたと思うのだけれど。

法務省その後　（吉岡→なだ）

法務省が『性犯罪者処遇プログラムの実施について』という報告書を出したのはご存知でしょうか？　私もヒアリングに呼ばれ一時間ほど「性依存症からの回復」について話をしたのですが、この報告書にはその内容を全く載せていませんでした。

この研究会が始まる前に、法務省のシナリオはできていて、それに外れるような内容は載せず、批判する人間は研究会のメンバーには入れなかったのではないかと推測するのですが、被害的でしょうか？

ここは噛み付くべきところか、もう少し絡み続けるべきなのか。先生ならどうしますか？

いずれにしても、性犯罪という視点を性依存という視点に広げ、更には人間にとって性とは何なのかを考える時代になったのだと思います。

性犯罪者からどう身を守るか、といった報道を見るたびに、法務省には歯がゆい思いですが、それ以上に自分に対して歯がゆく思います。

RE　法務省その後　（なだ→吉岡）

法務省に期待するのは無駄。フランスでも、強権派が勝っているようで、性犯罪者には首輪ならぬエレクトロニク足輪を付けさせるなどという政治家が受け入れられているようで、日本でも同じことを考えているのでしょう。

これもマスコミ右派の影響でしょう。

ということです。

これからのこと　（吉岡→なだ）

同じ法務省と言っても、現場の保護観察官とトップとでは問題意識に相当の開きがありましたので、今後は「法務省」とひとくくりにはせず、協働できそうな人たちと実践を積み上げてゆくことになるのでしょう。

バイ菌は悩まない

『バイ菌は悩まない』を読んで　（吉岡→なだ）

先生と神田愛山との対話集『バイ菌は悩まない』（五月書房）を読みました。精神療法医と訳すべきだと書かれていましたが、確かにそのとおりだと思いました。先生の対話療法も、実は精神療法なのだと改めて思いました。

本の中身は興味深いものでしたが、本文に行ったり、用語解説に飛んだりしないためには、用語解説がもう少しコンパクトの方が良いかなと思いました。

用語の使い方　（なだ→吉岡）

フランスに行っていて、昨日帰ってきたところです。くたびれた。フランスに着くそうそうに風邪を引き、去年もそうだった。まったく同じパターン。

というわけですが、『バイ菌は悩まない』は、愛山が企画したので、相手役として登場。用語を知ると、かえって、用語にこだわってしまう人がいるから、ぼくはあのままでいいと思う。

医学用語に直さなければ、病気が理解できないというのではだめです。病気の本質を知っていないからです。

ＮＨＫラジオの「こころを読む」シリーズで登場したときも、普通の言葉で病気を語りたいと思っていました。

人間観

学生に伝えたいこと（吉岡→なだ）

毎年冬に宇都宮大学で社会福祉援助技術演習という集中講義をさせていただいているのですが、来年度から医療福祉論も担当になりました。

先生も大学で授業をされていたとお聞きしましたが、先生が授業の中で学生に一番伝えたかったことは何ですか？

私は学生時代を振り返っていつも思うのですが、先生たちから「人間観」を学びたかったです。

専門用語を覚えることなどよりも、人間として患者さんにどう向き合ってゆくのかを聞きたかったです。

社会福祉援助技術演習では、依存症のことを中心テーマに据えて、私なりの人間観を学生に伝えようとしています。

先生がどこかに書かれていたように、前の患者さんから学んだことを、次の患者さんにいかしてゆこうと。そのおすそ分けの場が教育現場だと私は考えています。

大学で教えること（なだ→吉岡）

大学で教えたころのことですが、一番教えたかったことなんて、そんな……。

ぼくは何も考えませんでした。

大学生となれば、教えられるのでなく、自分で学ぶものだと思っていましたからね。

人間観は、人間観として教えるのでなく、生きている姿から感じられればいいのではないですか。

あるいはどう教えるかで、そこに自然と現れてくるものではないですか。ぼくは「学んで行なわざれば、学ばざるに同じ」という貝原益軒の言葉が好きでね。

患者さんから学んだことというけれど、患者さんはいろんな形で教えてくれるからね。

ぼくたちは自分の感受性を通して学んできた。それは生徒たちにしてもそうじゃないかな。

試験するぞ、覚えろ、という形で、人間観は教えられない、と思うのだけれど。

ぼくの生徒たちがなにを学んだかは、生徒たちに聞かないとね。

でも、けっこう、授業を楽しんでいたと思うよ。

今のぼくの健康状態だけど、どんどん老いていくのを感じるね。でも、もっと老いれば、今はまだ若かった、と思えるのだろうね。

特にどこが悪いとは感じないけど、測ってみれば、血圧はどんどんあがっていくし、血糖値もあがる。

薬ものめば、運動もしているのだけれど。

機械が信じられなくなるよ。

でも、まあ、そこそこ働いている。君より一七歳上なのだな。君もあと一七歳、年をとって、同じような感受性があれば、きっとぼくの今の気持ちが分かると思うよ。

学ぶこと（吉岡→なだ）

以前、宮城教育大学の学長をされていた林竹二さんが、『教えることと学ぶこと』という本の中で、貝原益軒と同じことを書かれていました。

変わって初めて学んだことになる、と。以来私は簡単に「学んだ」と言えなくなりました。自分で学んだと思う程度では、多分学んでなどいないからです。気づきがあれば変わることができますし、変わることができれば学んだことになります。しかし酒（問題）がとまっても人間的な成長がないのなら、病気から学んだとは言えないでしょう。

私がなぜ先生の書かれたものや講演などに惹かれてきたのか、いま気づきました。大学時代には吸収できなかった人間観を、先生から吸収したかったのだと思います。そしてこれからも吸収させてほしいです。

脳の写真　（なだ→吉岡）

これからフランスに二週間ばかり行きます。

小生は、半身にしびれ感があったり、調子がいいとはいえません。でも、その方が緊張感があっていいかもしれない。

最近ＭＲＩの検査を受けて、自分でその写真を見てしまって、うーん、おれの脳はこんな状態か、と見えちゃったので、少し元気がない。

君の物語をもう少し知りたいね。

第2章 依存症から見えてきたこと

吉岡隆

最初の夢

子どものころ、ぼくは毎日のように夢中になって昆虫を追いかけていた。ぼくの姿を見ていた人たちは、「この子は大きくなったら昆虫学者になるんじゃないか」と思っていたらしい。事実それはぼくの最初の夢だった。しかし小学校高学年から中学生になるころには、興味の対象が変わっていった。縄文時代の土器や矢尻を拾い集めていたのだ。小学校の近くに貝塚があって、畑の外れにはたくさんの貝殻が落ちていたり、そばの川底からは石器を見つけることもできたからだった。そしてごくたまにだが、黒曜石で作った美しい矢尻を見つけることもあった。やがてそれらはぼくの大事な宝物になった。中学校の社会科の先生が「欲しい」と言えば言うほど、それが素晴らしく価値あるものだという確信をぼくは深めていった。当時は教育委員会から注意されることもないいい時代だった。

高校時代はテニスに明け暮れる三年間だった。六時間目は教室の中でテニスシューズを履いたまま授業を受けていた。終わりのベルが鳴り礼をした先生が顔をあげると、もうぼくの姿はなかった。テニスコートに向かって走り出したあとだったからだ。理系の成績はどれもはかばかしくなかったので、大学は迷わずに文系を選んだ。

進路相談で担任から「大学で何を勉強したいのか」と聞かれたぼくは、「史学科に入って古代遺跡を発掘したいです」と答えた。すると先生は「なぜ興味があるのか？」とは聞かずに、「君の家は金持ちか？」とぼくに聞いてきた。ずいぶん単刀直入な質問だった。それでもぼくは、「金持ちではありません」と正直に答えた。すると先生も短い言葉でこの話を締めくくった。「やめとけ。あれは金がかかる」こうしてぼくの次の夢も消えた。

このころアメリカでは、黒人差別問題が燃え盛っていた。ある日の夕方、ぼくがテレビでニュースを見ていると衝撃的な場面に遭遇した。黒人の男性が白人の家のテラスに座っている場面が写しだされ、その直後突然ドアが開くと、中から出てきた白人の男性が彼の頭にケチャップをかけたのだった。一瞬の出来事に凍りついたが、次の瞬間ぼくの心の中に激しい怒りが湧いた。

折しも文化祭のテーマを相談していたぼくたちは、黒人差別問題を取り上げようということになり、奴隷と奴隷商人の役割に分かれて文化祭のパレードに加わった。そしてこの問題の平和的な解決方法はやはり法律しかないだろうとぼくは考えた。

こうして進路を法学部に変えてぼくは大学受験に臨んだ。ところが志が高すぎたのか、現役のときに五〜六校ほど受けたにもかかわらず、すべての大学に落ちてしまった。仕方なく予備校には通ったが、重たい雲が垂れ込めたような日々だった。

翌年再び願書を出す時期が近づいてきたが、ぼくは法学部という進路を変えるつもりは全くなかった。ところが予備校で隣に座っていた女の子から心理学科を受けるという話を聞いた。

「心理学っておもしろいの？」

「おもしろい」

そんな程度の会話だったと思う。しかしぼくの考えがそこで変わった。一つだけは心理学科を受けてみようと思ったのだ。

こうして再受験したのだが、なんとこの年もすべての大学に落ちてしまった。当時父親は指輪やネックレスなどを扱う貴金属の卸業をしており、息子が大学に入れないのなら関西の知り合いの店に修行に出そうと考えていた。しかしぼくは父親の職業に全く関心がなかったので、相変わらず父親との間で軋轢を抱えていた。だが、ついに大学は断念せざるを得ないのかと諦めたその夜、自宅の電話が鳴った。

「こちらは上智大学です。補欠合格されましたが、入学されるお気持ちはありますか？」

ぼくには神の声に聞こえたが、両親にもそう聞こえたかもしれない。こうしてぼくは大学に滑り込むことができた。現在は心理学科という学科になっているが、当時は教育学科だった。その中に心理学コースと教育学コースがあり、両方のコースを合わせても四〇名ほどしかいなかった。ぼくは心理学コースを選択したが、そこには臨床心理学の看板教授がいた。名うてのスパルタ教授だった。

青年期危機

昭和四〇（一九六五）年に入学してみると同級生たちはそれなりに心理学の基礎知識を持っていたり、心理学関係の本をかなり読んでいることも分かり、ぼくは自分が出遅れたことに気がついた。「五月病」はいつになっても終わらず、ぼくは授業を抜け出しては神田の古本屋街をさ迷い歩いた。ぼくが引きつけられるような心理学関係の本に出会いたいという思いからだった。

しかしそんなものが簡単に見つけられるわけもなく、一年生の終わりには教務課から連絡がきた。「このままでは留年になってしまうから、ドイツ語の先生に追試を頼んでごらんなさい」という親切なアドバイスだった。ぼくは早速その先生のところに飛んで行き、追試のお願いをした。たまたま先生が指定したのが『マッチ売りの少女』だったので、ぼくは物語のあらすじを思い出しながらドイツ語の辞書を引き引き、やっとの思いでその試験をパスさせてもらった。「低空飛行」はまだ続いていた。

ある日の新聞で、ぼくは一つの言葉に目がとまった。そこには「ユーゲント・クリーゼ」と書かれていた。何のことだろうと読んでゆくと、まさにぼくの状態が書かれていた。ぼくは自分が高い山の稜線を歩いている感覚だった。もし、片側から強い風が吹けば反対側の谷底に落ちてしまう。ぼくの足下はそんな不安定で不確かなものだった。そうかこれは「青年期危機」だったのか。ぼくはそう思った。

自分の精神状態が理解できたことは良かったが、だからと言って現状が変わるわけではなかった。高い山の稜線を過ぎれば、今度は深い霧がぼくを待っていた。自分はどこから来て、どこに向かっているのだろう……。そしてこの後も自分探しの旅は続いていった。

ぼくは坐禅の講習会があるという話を聞けば、鎌倉の円覚寺に出かけたり、フーゴ・ラサール（＝愛宮真備）神父が秋川神冥窟という禅道場を建設したと聞けば、降りしきる雪の中そこを訪れたこともあった。

卒業後、同窓会で「……実は臨床心理学の授業が怖かった。私はその精神疾患かもしれないと思って」と一人の同級生が話し出すと、次々に自分もそう思って怖かったという話になり、大笑いになったことがあった。ぼくも授業で聞く精神症状の一つ一つが、どれも自分によく似ていて、もしかしたらぼくはその病気かもしれないと密かに思っていたのだった。そして誰かに相談することもできず暗い気持ちになっていた自分を思い出した。しかし、みんな同じ思いをしていたのだった。

二年生になるとさまざまな心理学の授業が始まったが、相変わらずぼくが引きつけられるようなものはないまま三年生を迎えた。そして伝説のスパルタゼミが始まった。水曜日の臨床心理学のゼミだった。なにしろ毎週何冊もぶ厚い本が渡され、それを読んで四〇〇字詰原稿用紙二〇〜三〇枚にまとめて出せというのだ。とてもではないが読み切れる量ではないのに、そのまとめまでできるはずなどなかった。無茶苦茶だった。

一五人もいる学生から毎週そんな量のリポートを持って来られても、教授だってとても読む時間などないはずだ。そう思ったぼくは、あとで卒論に利用できそうな箇所だけをピックアップし、とりあえず原稿用紙の升目を埋めることにした。当時はパソコンどころかワープロもない時代である。モンブランの万年筆のカートリッジは、リポートを書き上げるまでに一本では足りず入れ替えることになった。しかも四〇〇字詰原稿用紙に清書するのにはどんなに早くても一五分から二〇分はかかる。ペンだことゼミの前の晩は徹夜というのが同級生たちとの共通体験になった。

この体験がぼくにとってどんな役に立っているかといえば、原稿を書く際の集中力と基礎体力になっていることは間違いないと思っている。青白い顔のまま過ごした一年間が過ぎると、いよいよ卒論を書かねばならない。秋には先生の別荘で卒論合宿もあったが、いっこうにぼくはテーマすら決めることができなかった。

心理職から福祉職へ

ぼくが四年生のときは昭和四三（一九六八）年で、東大病院精神科から始まった大学闘争がピークに達した年でもあった。ぼくは他人事に考えて授業に出ている気持ちにはなれず、街に出てはデモに参加していた。教授が「今日も吉岡は出席していないがどうした？」と尋ねると「デモに行きました」と授業に出ていた学生が答えていたという。全く余計なことだった。

やがてぼくのいた大学でも校舎がバリケードで封鎖され、授業は開けなくなった。その封鎖を解除する目的で機動隊が学内に導入され、今度は大学側がキャンパスの周りに高い塀をめぐらせてしまった。ロックアウトというやり方で、学生が校内に入れないようにするためだった。

ぼくたちクラスメートは毎日お茶の水に集まった。当時のお茶の水には大きな喫茶店がいくつもあり、ぼくたちはそのうちの一つに入っては終日そこでクラス討論をしていた。そして長くいるために飲み物は「時間差」で順番に注文をしていた。

翌年一月、最後の砦となった東大安田講堂が放水車に取り囲まれて陥落し、学生闘争は終焉した。ぼくはどのセクトにも入ってはいなかったし、暴力も支持はしていなかった。だが、学生闘争という手段が取られなかったら、大学医学部に象徴されるような権力構造が問題にされることはなかっただろうといまでも思う。医療でも教育でも福祉でも決して一方的なものではなく、対等で平等な相互関係のうえに成り立つものである。相互治療・相互教育・相互援助というあたりまえの関係が、あたりまえでなかったことへの問題提起が大学闘争だったのだ。そして一〇年後、二〇年後でもここから学んだことを仕事に生かしたい、そうぼくは思ったのだった。

卒論を書くために教授から紹介されたのは、脳性小児麻痺児の病院だった。実はあとから知ったことなのだが、そこは誰も希望しなかったからだった。ある日のことぼくはその病院を見学した。そのときのことはいまでもはっきり覚えている。その病院には学齢前の子どもたちが一五〇人も入院していたが、そのうちの三分の一は重症心身障害児だった。酸素テントを被って眠っている子どものベッドの前に立ったとき、ここで自分にいったい何ができるのだろうとぼくは思った。他の子どもたちも重度の障害を持っていたし、障害が軽度の子どもは数えるほどしかいなかった。

大学を卒業した年の春、ぼくはその病院の非常勤職員として採用された。自宅から片道二時間半もかかる距離にあった。子どもたちはぼくになついてくれたが、ぼくは自分が子どもたちの役に立てているという実感を少しも持てなかった。ただ、子どもの持っているものを見つけ、少しでもそれを引き出そうとする職員の思いはぼくに伝わってきたし、ここは医療や教育や福祉の原点なのだということは理解できた。

それでもぼくの不全感が払拭されたわけではなかった。そんな思いのまま仕事を続けることに罪悪感を抱いたぼくは、半年足らずでその病院を辞めてしまった。ぼくは就職ではなく大学院に進学していたが、このときも特にこの勉強がしたいという強い思いがあったわけではなかった。大学院にも通わなくなってしまったぼくは、あれだけ嫌がっていた父親の仕事を手伝い始めた。

急旋回したのにはそれなりの理由があった。そのころぼくは初恋の女性に再会し、もしかしたら「初恋は成就しない」というジンクスを破れるかもしれないと密かに思っていたからだった。二三歳という年齢では経済的に自立するのは難しいが、自営業である父親の仕事を手伝えば結婚してもやってゆけるだろう、という不純な動機がぼくにはあった。しかしこんな打算が通用するはずもなく、やはりジンクスは破れなかった。

大学院一年目が終わるころ、スパルタ教授から自宅に電話が入った。

「修士課程はあと一年だから、大学に戻って来ないか」という話だった。両親は大学教授からの電話だということにいたく感動したのと、やっとぼくが家業を継ぐ気になったと気を許したのとが重なり、明日からでも大学に戻れという勢いだった。でも肝心のぼくはといえば、気が進まないまま大学に戻ることにした。

二年目に大学に戻ると、学部時代にはなかった講座がいくつか開かれていた。ぼくは大学院の講座のほかに精神医学と精神分析の講座を取った。精神医学の授業に出てみるとその先生は地域精神医療に熱心で、精神障害者の地域家族会にも力を入れていた。授業のときには「関心のある学生は精神障害者の家族会に参加してもよい」と言ってくれた。

やっとぼくは長い眠りから目覚め始めた。そしてその先生について東京都内で開かれている精神障害者の家族会に参加させてもらうようになった。ぼくには再び子どもの分野で仕事をしたいという気持ちはあったが、自分のやっていることが本当に対象者の役に立っていると実感できるまでは、戻るわけにはゆかないと考えていた。戻る条件は大人の分野で仕事をしてみて、多少は役に立っていると実感できることだった。

こうして卒業後ぼくが就職することになったのは、都立松沢病院だった。ぼくは心理職ではなく、福祉職として就職した。六年間の学生生活で、ぼくは相談室の中で心理テストをしたり個別相談したりする心理の仕事よりも、患者さんの生活の場に出かけて活動するソーシャルワーカーのほうが自分には合っていると思うようになっていたからだった。そしてその選択は間違っていなかった。

四十年の悲劇

精神病院に勤めてみて驚いたことはいくつもあった。中でも一番驚いたのは、最初に受け持った患者さんのカルテを見たときだった。そこには入院した年が昭和二一（一九四六）年と書かれていたからだった。昭和二一年というのは、ぼくの生まれた年だった。つまりその患者さんは二四年間も入院しているということだった。驚いたぼくは先輩のソーシャルワーカーにその話をした。てっきり先輩も驚くだろうとぼくは思っていたのだが、驚くどころか逆に諭されてしまった。

「吉岡君、この病院には四十年入院している患者さんが八人もいます」

ぼくは絶句してしまった。すでに九十年ほど歴史のある病院だったが、それにしても四十年……八人……。しかし、このことから精神病院には医療契約がないことがはっきり分かった。医療契約を結ぶのであれば、患者・家族・医療者の三者が治療目的と治療期間と治療内容を確認し合い、それらを記入する欄がなければならない。だがカルテにはそうした項目など一つもなく、入院理由という欄に書かれていたのは「家庭看護困難」のひと言だけだった。つまり、カルテには入院理由という欄はあったが、入院目的という欄はなかったのだ。これでは長期入院になるのは当然のことだった。入院目的という欄があったら、急性期の症状をとるためとか、昼夜逆転の生活を元に戻すためとか、患者と家族が共倒れしないためなどと書かれていたかもしれない。

「四十年の悲劇」を生んだのは患者や家族の問題ではなく、医療契約という基本原理を持たなかった医療者の問題であり、組織の責任であった。同じ過ちを繰り返さないためには、入院を決める時点で医療契約内容を確認し合わなければならない。それまでのソーシャルワーカーの主な仕事は長期入院患者の社会復帰の仕事だったが、もう一つ重要な仕事が加わった。それは医療契約をきちんと確認する仕事だった。

ぼくが松沢病院に就職したのは昭和四六（一九七一）年一〇月だったが、そのちょうど七年も前、つまり昭和三九（一九六四）年一〇月から、なだいなだ（堀内秀）先生は河野裕明先生と一緒に久里浜病院で、アルコール依存症（四〇床）の治療を始めていた。しかしこのことをぼくが知ったのはずっとあとのことだった。

多くの精神病院がそうだったが、松沢病院でも医療者の関心はもっぱら統合失調症（当時は精神分裂病といっていた）にあった。主な理由は二つある。一つは病気のメカニズムが解明されていないことで、もう一つは統合失調症の患者は管理しやすいと考えたことだと思う。

当時「アルコール依存症の患者は一つの病棟に三人以上入れない」というのが医療者

の「常識」になっていた。三人も入れたら統合失調症の患者たちを扇動して騒ぎを起こすからというのだが、新米のぼくはその真偽も分からないまま、そういうものなのかと思っていた。現在でも民間病院でアルコール依存症の患者を入院させてくれる病院は少ないし、薬物依存症の患者にいたってはほとんど国公立の病院でしか受け入れてはくれない。

病院で精神医療活動をしてきたぼくは、地域で精神医療活動をしたいと思うようになっていった。きっかけは「四十年の悲劇」を繰り返さないためには地域でのサポートが重要になるだろうということもあったし、外来通院している患者さんたちとのかかわりを通して相互援助グループの重要性に気づかせてもらったこともある。やがて相互援助グループとの協働がぼくのライフワークとなっていった。

卒業後は地元の埼玉県に就職したいと思っていたが、当時は県立精神病院もなければ保健所に精神保健相談員もいなかった。そういう理由から東京都に就職したのだが、松沢病院での勤務が七年目になったとき、東京都の人事異動の時期に重なった。すると埼玉県から割愛の話がきた。簡単に言えばトレードで、吉岡の退職金を埼玉県がもつから、吉岡をくれという話だった。こうしてぼくは埼玉県精神衛生センター（現在の埼玉県立精神保健福祉センター）に異動した。

ターニング・ポイント

この年、精神衛生センターでは酒害対策事業がスタートすることになっており、所長は誰をその担当にしようかと考えていた。ぼくの中には松沢病院時代に培われたアルコール依存症者への偏見がしっかりあった。その担当者などになったら大変だ。そう思ったぼくは所長とは絶対に目を合わせないようにしていた。

幸いなことに（後に損をしたと思うのだが）新人の誠実な後輩がその担当に決まった。やれやれ、ぼくはほっと胸をなで下ろした。それでもセンターで取り組む事業であれば、断酒会員の話を聞いたりする機会もある。そこで聞く回復物語が少しずつぼくの偏見を取り除き始めた。

ぼくが県内の保健師を対象にした酒害相談研修の担当になったときには、反対する所長の意見を押し切って、プログラムの中に断酒会員の体験談を押し込んだ。研修後のアンケートを読むと、回復者の話を聞けたのが一番良かったと何人もの参加者が書いてくれていて、ぼくのプランは間違っていなかったのだと思うことができた。だが、対人援助職の「落とし穴」が、回復者に会っていないことにあると気づくのは、それからまだ先のことだった。

東京都では福祉職の異動が七年だったが、埼玉県では四年で異動になった。新しい職場は児童相談所だった。最初の臨床現場だった子どもの病院を辞め、大人の分野で活動するようになって一〇年以上が経っていた。対象者が大人に変わり、フィードバックをもらえるようになったことで、ぼくにもいくらかの自信が芽生えてきた。

四年後、ぼくは次の児童相談所に異動になった。児童相談所では確かに子どもの相談を受けるのだが、実際には親の相談を受けるところでもあった。ここにはアルコールや薬物の問題はないだろうと思っていたのだが、それは見事に外れた。

●子どもがシンナーをやめない

●父親が覚せい剤取締法違反で逮捕され、子どもの面倒を見る人がいない

●母親がアルコール依存症で入院したため、子どもを保護してほしい

ぼくはアルコールや薬物の相談からはまだ逃げ腰だったが、自分が地区担当になるとこうした相談も受けなければならなかった。

そしてここでぼくに転機が訪れた。「中学二年生の娘がシンナーをやめられず、私は困っている」という相談をある母親から受けたのだった。この相談を受けたとき、もうこれ以上アルコールや薬物の相談から逃げられないとぼくは腹をくくった。子どもの相談のほかに、母親のうつ病の話やそれがきっかけで自殺企図を二回もしていることが分

かったからだった。

中学生の女の子はそれでも数回児童相談所に来たが、じきに来なくなってしまった。ぼくは家庭訪問して母親から話を聞くことにした。訪問すると母親はぼくに一枚の新聞記事を見せてくれた。そこには日本で初めてできたという薬物依存症のリハビリ施設（ダルク＝Drug Addiction Rehabilitation Center、現在日本全国に五〇余りある）のことが載っていた。東京ダルクはできてまだ二年目だった。ぼくはさっそくその施設に資料を送ってほしいと電話し、資料が届くと今度は「一日実習させてください」とお願いした。

約束の日ダルクを訪問すると、施設長の近藤恒夫さんから「今日はなぜダルクに来たんですか？」と尋ねられた。ぼくは「児童相談所でシンナーをやめられない少女の相談を受けましたが、自分にどんな手助けができるのか教えていただきたくてここに来ました」と正直に答えた。すると彼はそれまでの厳しい顔を一変させ「ようこそいらっしゃいました」と言って、ぼくを歓迎してくれたのだった。あとで聞いた話では、ぼくが行政機関から来た第一号だったそうだが、彼が歓迎してくれた理由は別のところにあったのだと思う。それはＮＡ（Narcotics Anonymous、薬物依存症者の相互援助グループ）のステップ1をぼくが知らずに踏んでいたからだった。そこにはこう書いてある。

「われわれは薬物依存に対して無力であり、生きていくことがどうにもならなくなったことを認めた」

つまりぼくがダルクに来たのは、彼女の薬物依存に対して無力を認めたということだったのだ。

この日、近藤さんは自分が覚せい剤依存症からどのように回復してきたか、ぼくに話をしてくれた。彼の話は薬物依存症の「問題」にではなく「解決」に焦点が置かれていた。さらに昼休みになると、三ノ輪マックというアルコール依存症のリハビリ施設にもぼくを連れて行ってくれた。そこでは秋に開かれるＡＡ（Alcoholics Anonymous、アルコール依存症者の相互援助グループ）のラウンドアップと呼ばれる大きな集まりに誘われた。ぼくはその日一日で、薬物依存症からの回復者にもアルコール依存症からの回復者にも出会うことができたのだった。

援助しない援助

ぼくはダルクやマックを見学させてもらったことで、施設の職員や相互援助グループの人たちとつながりが持てるようになった。しかしその年の暮れに職場の人間関係から疲弊して、とうとう職場に行けなくなってしまった。朝七時半に家を出ても、ぼくの行けるところは県立図書館くらいしかなかった。しかしそこは歩いて一五分もかからない距離にあった。七時四五分から開館する九時まで待つ一時間一五分は、ぼくにとって拷問のような苦痛を感じる時間だった。

やっと席に座れても、ぼくの心の中では相手に対する怒りの感情が渦巻いて、問題を整理することなどとてもできなかった。図書館に通う日々が幾日か続いたとき、ぼくの頭にふっと浮かんだことがあった。それは「こういうときにあの仲間たちに会いに行けばいいんだ」ということだった。ぼくの仲間は二か月ほど前に会ったアルコール依存症や薬物依存症の人たちだと思ったのだった。大嫌いだった人たちが、いつの間にかぼくの中では「仲間」に変わっていた。一時間一五分待ってやっと中に入れたにもかかわらず、ぼくの足はもう三ノ輪マックに向かっていた。

平日に何の連絡もせずに施設に行けば、どうしたのかと思うのがふつうだろう。しかし三ノ輪マックに行くと、そんなことは何も聞かれなかった。そのうえスタッフは「午前中の司会はぼくなので、好きなところに座って聞いていて構いません」と言ってくれた。それまで援助とは何かをすることだと思っていたが、そこで「援助しない援助」というものがあることを知った。もしかしたら究極の援助とは「援助しない援助」なのかもしれない。そうぼくは思った。

午前中はマックでアルコール依存症者のミーティングに参加させてもらい、午後はダルクに行って薬物依存症者のミーティングに参加させてもらうと、ぼくはかなり元気になってきた。しかしまだ職場に戻れるほどではなかったので、翌日も図書館に行った。すると今度は「これまでは相手ばかりをいつも責めてきたが、果たして問題は相手にあったのだろうか？　相手にそういう言動を起こさせたのは、ぼくの側に問題があったのかもしれない」という思いが心に湧いてきた。そして今晩家に帰ったら相手に謝ろうという気持ちも出てきた。

相手に電話すると「私も悪かったと思っています。良かったらまた職場に出てきてくれませんか」と言ったのだった。こうしてぼくは翌日から職場に戻ることができた。しかし実際に相手の顔を見てしまうと、悪いのはやっぱり相手だという思いに戻ってしまった。そう思っては、いや自分の問題だと揺れ動きながら、ぼくのたどり着いた先は

「対人関係で問題が生じたらそれはフィフティ・フィフティだ」というものだった。後に『アルコホーリクス・アノニマス』という本の中で「自分の側の掃除をする」という言葉を見つけたが、ぼくのすべきことはそのことだった。四〇歳になって、やっとぼくはそのことに気づけたのだった。

ぼくは職場にある自分の机の右隅にラインホルド・ニーバーの「平安の祈り」（Serenity Prayer）を貼った。

神様
私にお与えください
自分に変えられないものを受け入れる落ち着きを
変えられるものは変えてゆく勇気を
そして二つのものを見分ける賢さを

その年の秋、ぼくは初めてラウンドアップに参加した。いつもなら理屈が先行する自分だったが、このときは理屈抜きに回復プログラムを信じる気になったのだった。そこで会ったＡＡのメンバーはぼくの職場の沿線で複数のミーティング場を開いており、定期的にＡＡの出版物を届けてくれるようになった。ラウンドアップでもアルコール・薬物依存症の施設職員やＡＡやＮＡなど相互援助グループのメンバーたちとのつながりをもてるようになると、有給休暇の半分を使ってそうした集まりや施設見学に出かけて行った。そして地元のＡＡミーティングにも参加し始めた。しかしぼくの行動の裏側には傲慢な思いもあった。

「職場の仲間たちは八時三〇分から五時一五分までの仕事だが、ぼくは熱心なソーシャルワーカーだから仕事を終えたあともＡＡやＮＡのミーティングに参加し、そこで得られたものを昼間の仕事に生かすんだ」

そんな思いでミーティングに参加したので、当時のぼくの姿を覚えているＡＡメンバーからは「あのころはずいぶん苦しそうな顔をしていたね」と言われたことがあった。結果はそれでもよかったので、つながる動機はどんなものでもいいというのがぼくのいまの考えになっている。

ＡＡのミーティングに二回目に参加した日からぼくも酒を飲むのをやめた。自分の人生にしらふで向き合おうとしている人たちの集まりに参加させてもらうのなら、それは礼儀だろうと思ったからだった。もともと酒は飲めない体質なので、学生時代から酔って苦しい思いばかりしていた。だから酒をやめることに抵抗はなかった。ところがやめてからおもしろい体験をした。夢で何度か酒を飲んでしまい、「しまった！　スリップしてしまった」と思ったのだが、四回目に酒を口にした夢を見たとき、「これは酒だ」と思って吐き出したのだった。夢でも味が分かるものなのだとぼくは思った。

ぼくにも問題がある？

酒には問題のない自分がＡＡミーティングに出ていても、ぼくは何を話したらいいのか分からなかった。そんなとき仲間から「共通点探しをするといいよ」という助言を受けた。でも酒と何に共通点があるのか分からないまま四か月が過ぎた。ちょうど二回目のラウンドアップがあったとき、ぼくは自分の問題を突き付けられた。ぼくは女性問題を起こしたのだった。しかもそれは初めてではなかった。その晩もＡＡミーティングはあったのだが、ぼくは仲間を裏切ってしまったという思いと、自分に対する情けなさとでミーティングをサボってしまった。よりによってぼくの問題は性の問題だったのか……。

　ぼくはスリップしたことをミーティングで話すべきか話さざるべきか悩んでいた。だが一週間があっという間に過ぎ、またミーティングの日がやって来た。職場にいても、仕事を終えてもぼくはハムレット状態だった。しかしなぜか自分の足だけはいつものミーティング場に向かっていた。

　七時になりいつものようにミーティングが始まったが、ぼくはまだ逡巡していた。ぼくの前に何人かが話し、ぼくの番になった。ぼくは小さな声で「女性依存症のヨシです」

と言った。するとそこにいた人たちはにこにこしながら、いつもの何倍も大きな声で「ハーイ、ヨシ!」と声をかけてくれた。ぼくは穴があったら入りたい気持ちだったし、いますぐにでもその場から逃げ出したい気持ちだった。「先週女性問題を起こしてミーティングをサボりました」と話したことは覚えているが、それ以外にどんな話をしたのか自分ではまるで覚えていない。

ぼくが話し終えると不思議なことが起きた。アルコール依存症から回復したい人たちの集まりなのに、次々と自分の女性問題の話が語られたのだ。ぼくは驚くと同時になんて心の温かい人たちなんだろうと思った。誰一人ぼくのやったことを責める人などいなかったのである。

それまで「ぼくにはアルコール問題がないから、ぼくには何の問題もない」と思って天井にとまっていた蠅は、壁にそって降りて来てはいたが、そこから一気に地面に墜落した。ぼくにも自分の生い立ちを振り返る必要が出てきた。

胎生期のことは詳しく知らないが、母は悪阻で苦しんだらしい。生まれたときは仮死で、やっと小さな産声を上げたようだ。敗戦直後の何もない時代で、病弱だったぼくは小学校に上がるまでに小児科の病気をほとんどしたという。疫痢に罹って伝染病院に隔離されたことや、夜中に泣きながら「足が痛い」と訴えて母を困らせていたことや、遊動円木という遊具から振り落とされて頭部を何針か縫ったことはいまでも覚えている。

しかし小学校に上がると六年間は病気らしい病気もせず、ほぼ皆出席だった。しかし毎週月曜日の朝に行われる朝礼では、必ずといっていいほど立ちくらみを起こし「ぼくが校長先生になったら絶対に朝礼なんかやらないぞ」そう思いながら保健室のベッドに横たわっていた。

幼少期から中学時代までは、いじめられる体験も続いていた。殴られたりする身体的な暴力のほかに、仲間外れにされたり、算盤塾に通っていたころにはぼくが使っていた算盤の中心部分を刃物で切り落とされるという事件もあった。子ども社会の中で、力の強い者の意見だけがまかり通るという理不尽さが、どうしてもぼくには納得できなかった。それはやがて父との葛藤とも重なって、権力に対する過敏反応（アレルギー）になり、長くぼくを苦しめることになった。

ぼくが両親に相談するのをやめたのは中学生になったときだった。入学して部活に入るときの両親とのやりとりが、決定打になったのだと思う。「軟式テニス部に入りたい」とぼくが言うと、「何言ってるんだ、これから高校の受験勉強をしなければいけないのに！」と父からぼくはひどく怒られた。相談したところで怒られるのなら、やってしまってから怒られたほうがまだましだ。そうぼくは思った。そしてこれ以降「事後承諾作戦」

がぼくの必殺技になった。もし、あのまま両親の言うとおりのことしかしないでいたら、間違いなく自立できない人間になっていたことだろう。

ぼくが自分とのセックスを覚えたのもこのころで、以後それが延々と続いていくのだが、ぼくの女性との付き合い方にはもっと昔から問題があった。なにしろ小学校低学年のころ、すでに「女好き」というあだ名をもらっていたほどだったからだ。ぼくの中に漠然としたものではあったが芽生えた信念は「大人の男の人は怖い」というもので、成人してても社会人になってもその思いが拭い去れなかった。むろん「大人の男の人」の原形は父親である。やがて女の人も実は怖いと分かるのだが……。

県立高校をぼくは受験したが、発表の日に合格者の名前が書かれた紙を追ってゆくと初恋の人の名前はのっていたが、ぼくの名前はとうとう最後までのっていなかった。ぼくは都内の私立高校に通うことになった。県立高校の受験には失敗したが、ぼくは自分の「過去」が知られない新しい世界へ踏み出せることになった。とりわけ運動能力が低いことで数々のいじめを受けてきたぼくは、カフカの『変身』ではないのだが、幼虫から蛹を飛び越えて一気に成虫になったようなものだった。

一学期の通知票を見ると体育がいきなり「5」になっていた。そのことは、国語や英語が「5」になる何倍もぼくには嬉しいことだった。喜んでそのことを母に言うと思いもよらぬ言葉が返ってきた。「先生のつけ間違いじゃないの？」

それでもぼくは硬式テニス部の同期や先輩、先生たちに恵まれて、テニスだったら友達と互角にプレーできるという自信を持てるようになった。

高校時代のぼくは毎晩のように誰かに追いかけられ、必死に逃げる夢をよく見ていた。顔の分からない相手を何とかまいて逃げ切るのだが、目が覚めたときにはぐったり疲れていた。両親からは「寝ているときにすごい歯ぎしりをしている」とよく言われていたし、肩こりもひどかった。そのころに憧れていたのは女優の池内淳子さんだった。テレビで見る彼女の受容的な表情にぼくはすっかり魅了されていた。

大学に入学し「ぼくはグリークラブ（男声合唱団）に入った」と父に話すと、「何でそんな女々しいクラブに入ったんだ。テニスクラブに入れば良かったのに」と言われた。中学のときにぼくに言った言葉など、父はすっかり忘れてしまったようだった。

クラブで飲み会があると酒が飲めない体質のぼくはいつも最初に潰れ、盛り上がっている輪の外側に横たわりながら頭痛や吐き気と闘っていた。麻雀やパチンコなどのギャンブルにはまるで興味がなかったが、性に対する関心だけは人一倍強かったと思う。そういうぼくを空想の世界に連れて行ってくれるのは、いつも自分とのセックスだった。結婚するまでぼくは、実際に女性と性的な関係を結んだことはなかった。それまでに性的な関係を結ぶ機会がなかったわけではなかったが、「妊娠して傷つくのは女性だから」という思いが強くあってブレーキになっていたからだった。性風俗店などに行かなかったのは、性感染症に罹るのが怖かったからに過ぎない。

自分の怒りに翻弄される父

ミーティングでぼくは自分の問題に気づかせてもらったが、それで終わりにはならなかった。原家族の問題も考える必要が出てきたのだ。

ぼくの父方祖父は農家の庭先で桐の木を見つけると、それに値を付けて買取り、桐の箪笥などを作る腕の良い職人だったと聞いている。しかしこの祖父もアルコールに対して全くコントロールがきかず、いつも祖母を泣かせていた。父の兄弟の中には酒を飲む人もいたが、祖父の姿がよほど強烈だったのだろうか、父は一滴も酒を飲まない生き方を選んだ。そのためぼくも一九歳の春まで酒とは無縁の環境で育った。

こうした家庭に育った父は、高等小学校を卒業すると町工場に就職し、わずかな給料を祖母に送金するようになった。家庭の状況を聞いていた工場長は「君がお金を送っても、お父さんの酒代になってしまう。そのお金は君が上の学校に行くために貯めておいたほうがいい」と言ってくれたのだが、苦労している祖母の姿を思い浮かべると、父は貯金する気にはなれなかった。父の心の中には以前にも増して怒りや悲しみが渦巻くようになっていった。それは父が上の学校に行きたい気持ちを断念してまで家計を助けているのに、相変わらず祖父が家庭を顧みることもなければ、父の努力を認めることもなかったからだった。

父は一八年前に亡くなったが、生前こんなことをよく言っていた。

「俺は小学校のころ、級長をやったり成績も良かったのに、親父はそれが当然のこととしてできの悪い弟の方ばかり可愛がっていた」

やがて父は自分の感情をどう表現したらよいのか分からなくなっていった。相手に感謝の気持ちを持っても、それを言葉に出して伝えることができなかったし、怒りの感情が湧いてくるとそれを必死に抑え込もうとするために、指先が震え出していた。そしてちょっとしたことでもカッとなるので、ぼくは父とじっくり話をした記憶がない。ひとたび父に怒りのスイッチが入ると、父は何週間も口をきかなかった。従姉妹たちが「優しい叔父さん」と言うのを聞くと、ぼくは複雑な思いだった。

こうした怒りの感情がいったいどこから来るのか当時は全く分からなかった。やがてぼくが青年期危機の真っ直中にいるころ、ぼくは父のどういう言葉に反応したのか覚えていないのだが、初めて父に大声をあげた。

「そういうお父さんはいままでぼくがどんなにがんばっても、それを認めてくれたことは一度もなかったじゃないか！」

このときばかりはさすがの父もぼくの語勢に押されてか、言葉を返してこなかった。

ずいぶんあとになって父はＡＣｏＡ（Adult Children of Alcoholics、アルコール依存症者の家庭で生まれ育った人）であることが分かった。父は自分の父から受け入れられ、認められ、褒められたかったのに、そうしてもらえなかった体験を引きずっていたのである。そして青年期に入った自分の子ども（ぼく）から、自分の抱えてきたテーマを突き付けられてしまったのだ。父の抱えてきたテーマは「承認欲求」だった。そして父の怒りの源泉には祖父に対する恨みの感情があったのだと思う。

親との間に空洞があれば、まずその空洞を埋めることから回復作業を始めなければならない。それをせずに、子どもとの間に空洞を作りたくないと思ってもそれは無理だろう。父は祖父との間の空洞を埋められぬまま、ぼくとの間にも空洞を作る結果になってしまった。父は父なりにぼくを愛そうとしたのだろうが、自分が愛されていなかったために、愛し方が分からなかったのだと思う。

両親は高等小学校しか出ていないということに、ひどくコンプレックスを持っていた。そのためにぼくの学力にはとりわけ関心が強かった。学力以外のことでも、ぼくは父から「ぐず」「ぶきっちょ」「要領が悪い」「気が弱い」「運動神経が鈍い」などとよく言われていた。そう言われているうちに、父の評価が自分の評価になっていった。「自信の持てるものは何だ？」と聞かれても、ぼくには自信が持てるものなど何もなかった。ぼくのセルフエスティーム（自分が無条件で価値のある存在だと思える感情）は、芽すら出してはいなかったのだろう。

「親の年齢は第一子の年齢だ」と誰かが言っていたが、第一子の誕生以前に親は親としての経験がないのだから、確かにそうだと思う。ぼくも第一子で、長男で、一人っ子なために三つもハンデを背負っている気分だった。ぼくは「一人っ子」と言われるのがとりわけ嫌で、兄弟がいるようにいつも演技していたが、そんなぼくの苦心など両親は全く考えもしなかっただろう。

父はぼくが甘えないことが不満だったが、指先を震わせながら怒りをがまんしている父の姿を見るのは怖かったし、とても甘える気にはなれなかった。甘えないのではなく、甘えられなかったのだ。あるときぼくは父に「兄弟がほしい」と言ったことがあったが、父は即座に「おまえのような馬鹿は一人でいい！」と言い切った。その言葉は衝撃的で、ぼくが恐れていた病気に確定診断が下された思いだった。

「自分にできることを人に甘えてはいけない。自分にできないことも人に甘えてはいけない」それがぼくの人生脚本になっていった。親への依存がまだ必要な時期から、ぼくは一日も早く自立することを自分に急かせていたように思う。

不安を自ら掻き立てる母

母は自分の父親の声も顔も知らないと言う。母方祖父である母の父は大正七（一九一八）年のスペイン風邪に罹り三一歳で亡くなったが、母は母方祖母の胎内にいたからだった。母が生まれたのは祖母が二六歳の時で、その五年後に祖母は遠縁にあたる男性と再婚した。しかし養子縁組はしなかったので、母と母の姉は旧姓を名乗ったが、学校で妹や弟と姓が違うことを友だちから尋ねられるのがいつも嫌だったという。実は祖母の再婚相手（継父）にはアルコール問題のほかに暴力の問題まであったのだった。

祖母の長兄に子どもがいなかったことから、母は一五歳になるとその家の養女になった。養父母は小料理屋を営んでいたが、やがて養父のギャンブル問題でその店を閉めることになった。そのため母は一度実家に戻ったのだが、二〇歳になったときに新しく別な商売を始めるからということで、再び養父母と生活することになった。しかしその家を飛び出したい思いが募り、新聞広告で見つけたパン屋に住込み就職したこともあった。そんな矢先、養母の姪が夫を亡くし、養父母の家に転がり込んできた。すると養父母はその姪を「長女」として戸籍に載せてしまった。今では考えられないことだが、当時はそういうことが通用する時代だったという。そのため母は「自分はもうこの家に必要ない人間なのだ」と悟り、叔父である祖母の弟の家に家出をし、そこで洋服屋の手伝いをするようになった。

母にはこうしたつらい娘時代があったのだ。母は二五歳のときに隣組にいた父と見合い?結婚をし、敗戦の翌年ぼくは生まれた。父は怒りを抱えた人であったが、母は不安を抱えた人である。母は小さな不安につかまると、自分でその不安を最悪の状況まで一気に膨らませてしまう。そうしておけばそれより小さな不安に対処できるからで、それが生き延びるための知恵だったのだろう。

数年前、母の家と地続きになっているぼくの家を建て替えることになった。古い家を壊すためにショベルカーが持ち込まれたが、作業は当然一日で終わらずそのショベルカーを現場に残して夕方作業員たちは帰って行った。するとぼくの仕事場に母から電話が入った。暗く沈んだ声だった。

「作業に来た人たちが工事に使ったショベルカーを置いたまま帰ってしまったのよ。夜中にあれを誰かが動かして私の家を壊しに来たらどうしよう……」

ああ、また不安を自分で煽っている、そうぼくは思った。確かに外国人が自動販売機を壊すためにショベルカーだかブルドーザーだかを使ったという事件があった。しかしだからといって、住宅街の真ん中にある母の家を同じように壊しに来る確率は、千分の一もないだろう。

理屈で説得できないことはこれまでの経験で分かっていた。それでぼくが「そんなに不安なら今晩泊まりに行ってあげようか？」と言うと母は小さな声で「がんばってみる……」と言ったのだった。

少し落ち着いてから、ぼくは母にこういう話をした。

最悪の状態を考えておくことが不安の対策だったのだと思うが、振り返ってみてどうだったのだろう？　自分が予期した最悪の状態は一度でもあったのだろうか？　もし一度も起きていないのなら、そうしたことに莫大なエネルギーを使うのはもうやめたほうがいいのではないか。何か問題が起きたら、そのときに一緒に考えよう。

父親は「怒り」で自らを苛み、母親は「不安」で自らを苛んで来た。そしてそれらはぼくに対する強力なコントロールにもなった。しかし父親は生き延びるために「怒り」を必要とし、母親は生き延びるために「不安」を必要としたのだと今は思う。

ショベルカー事件の後は、母の先取り不安が少なくなってきたように思うが、気のせいだろうか。

次のセックスがぼくを救ってくれる

二七歳のときにぼくは結婚した。しかしこの結婚は婚約直後からトラブルが続出し、三か月で別居、七か月目に離婚届けを出す結果に終わった。結婚するためのエネルギーに比して、離婚するためのエネルギーはこんなに必要とされるのかとぼくは思った。

相手も同じように考えたかもしれないが、「この人といたら自分がダメになってしまう」それがぼくの最終的な結論だった。ぼくにしてみれば断崖から眼下の海に身を投じる思いだったのである。ちょうどそのころ『パピヨン』という映画を見て、スティーブ・マックイーンが演じる主人公にぼくは自分を重ねていた。

むろんぼくの問題はこのときも浮上していた。結婚生活が暗礁に乗り上げていくのと並行して、ぼくはもう別の女性と交際を始めていたからである。そして離婚届けも出さないうちに、この女性との結婚を考えるようになった。「この人だったらぼくのことを受け入れてくれるに違いない」「この人とだったらきっとうまくやってゆけるはずだ」

ぼくは次のセックスが自分を救ってくれるだろうと思っていたのだ。

しかし、ひとりの女性との問題が決着を見ないうちに、ダブった付き合い方をしてゆくなどということが当然実を結ぶわけもなく、やがてこの女性との関係も薄れていった。

そして二度目の結婚になったのだが、離婚から数えても一年九か月という病的な速さだった。その間のことをもっと正確に言えば、再婚する六か月前から交際を始めていたので、その前の女性との関係が終わりを告げてから、わずか数か月後にはもう別の女性との交際が始まっていたということになる。ぼくは「離婚」から何も学んでいなかったのだ。

それでもぼくは自分に女性問題があるなどと考えたことはなかった。二人の間で起きた問題なら、少なくともその半分は自分で引き受けなければいけないものなのに、ぼくはいつも一〇〇％相手の問題だと思っていたし、まさか自分に問題があるなどとは考えてもみなかった。そして、これが自分の対人関係の問題であることに気づくために、何年もの時間を要した。

依存症の症状はどれもよく似ている。

・コントロール喪失　　・離脱症状がある
・進行性の病気　　・さまざまなものを失ってゆく
・治癒はないが回復は可能　　・盗みをする
・再生か死かの二者択一　　・並外れたエネルギーがある
・嘘や盗みとセット　　・社会生活が破綻する

・スペアを用意している
・否認（＝半分は認めている）
・共依存症者が傍らにいる
・中休みがある
ひとりのアルコール依存症者が「自分はカッとくると飲んでしまう」という話をしてくれたとき、ぼくの場合はカッとくると女性にのめり込んでしまうパターンがあることに気がついた。さらに「自分がカッとくるときはいつも相手を変えたいときだった」と彼が言うのを聞いて、そういうことなのかとぼくは思った。ぼくにも怒りの問題があるのかもしれない……。

そして依存対象（ぼくの場合は女性）によって社会生活が破綻するぞと周囲から忠告されても、頑強に否認し続けていた。それを手放してしまったら、糸の切れた凧のように、自分がどうなってしまうのか怖かったからだった。ぼくは否認することで自分の身を守る方法しか知らなかったのである。

電車に乗ると週刊誌の中吊り広告が目に飛び込んできた。刺した・刺された・心中した……次には自分もああなるかもしれない。いやこのままいけば間違いなくそうなるだろう。こんな生き方をいつまでもしているわけにはゆかない。しかしいま自分から彼女を取り上げられてしまったら、自分はどうやって生きていけばよいのだろう。いっそのこと自殺してしまおう。いや自殺などしたら、その動機を詳しく調べられ、これまでのことが全部バレてしまう。

そんなことが頭の中をぐるぐる回っていた。机の引き出しから最近契約した生命保険会社の約款を取り出して読んでみると、「契約の責任開始期から起算して一年以内に被保険者が自殺したときには、保険金を支払わない」と書かれていた。ぼくはもはや生きることも死ぬこともどうにもならないところまできていたのである。残されたのは不慮の死しかなかった。

ぼくにとって性依存症の二大症状は、自分とのセックスと不倫である。性依存症の相互援助グループでは、自分とのセックスつまりマスターベーションもスリップ（アルコール依存症者が再飲酒することのように、問題行動を再び起こすこと）になる。そのグループにつながったころは、なぜそれがスリップなのか理解できず、一年八か月の間自分の中ではスリップの概念から外していた。ところがある日「性依存症者にとっては自分とのセックスが、アルコール依存症者にとっての『最初の一杯』になる」と言った仲間の話が、ぼくの腑に落ちたのだった。

相互援助グループという命綱

ぼくはＡＡやＮＡが自分にとって命の恩人だと思っている。アルコール依存症や薬物依存症になれば最後は命を落とすことになる。しかしそれは摂食障害やギャンブル依存症でも同じだし、性依存症も例外ではない。もしＡＡやＮＡと出会っていなかったら、ぼくにも社会的な「死」のみならず生物学的な「死」も待っていたことだろう。

ＡＡやＮＡのミーティングに参加するようになって三年近く経ったころ、期せずして両方のメンバーから尋ねられたことがあった。

「吉岡さんはいつまでこのミーティングに参加するつもりなの？」

それは決してぼくを排斥しようとするものではなかった。ぼくは「石の上にも三年」と単純に考えていたが、その先のことは何も考えていなかった。しかし、居心地が良ければ長く居ていいというものでもない。これはぼくにとって良い質問になった。そう思ったぼくはお世話になった地元のグループにお礼を言って別れを告げることにした。

前年の夏、ＮＡの国際的な集まりがハワイであり、ぼくも参加したが、その会場では薬物依存症者の家族会のメンバーに会うことができた。そのメンバーはホノルル市内のミーティング会場にもぼくを連れて行ってくれた。帰国するとぼくはリハビリ施設のセミナーなどで、日本でもその相互援助グループを作ろうと呼びかけた。ぼくには従兄弟がいて彼にはアルコール問題があったが、薬物の問題もあると聞いていたからだった。グループの立ち上げには二人の仲間が加わった。その中の一人にはアメリカで薬物依存症者の家族会に参加した経験があった。ぼくたちはアメリカの資料を翻訳したり、それをワープロで打ってミーティングハンドブックを作ったり、会場を探したりしながら一年半ほどでグループ誕生の日を迎えることができた。

その後もいくつかの相互援助グループの立ち上げにぼくはかかわらせていただいたが、そこには共通点があった。それは準備の時期に力を貸してくれる人がいたり、基礎固めの時期に力を貸してくれる人がいたり、グループを継続してゆくことに力を貸してくれる人がいたりすることだった。準備の段階からずっとかかわっている人は、ほんのわずかしかいなかった。つまり相互援助グループというところは、マラソンランナーのような走りをするところではなく、駅伝ランナーのような走りをしながら、経験と力と希望を次のランナーに運ぶところなのだろう。

ぼくは前のグループでの参加経験から、自分の役割は基礎固めの二年間と考えて、その時期が近づいたらまた次の相互援助グループを仲間と作ろうと考えていた。

依存症の分野には「二つの帽子」という言い方がある。「帽子」とはアイデンティティつまり「自分が何者であるか」という意味である。アルコール依存症者はしばしばアルコール依存症者の家庭で育っている。アルコール依存症者であると同時にアルコール依存症者の家族でもあるのだ。ぼくの場合は性依存症者であると同時にアルコール依存症者の家族でもあるが、それに加えて援助者でもあるので、三つの帽子を持っていることになる。自分が相互援助グループのミーティングに参加するときには、今日はどの帽子を被っていくか決めておく必要がある。

ＡＡのセミナーに参加していたら、あるとき挑戦的な言葉を聞いた。

「本人・家族・援助者の順に回復は遅い」

最初ぼくは自分の聞き違いかと思った。それで言った人が誰だか分かると、「本人・家族・援助者の順に回復は遅い」と言われたのはあなたですかと聞いてみた。するとその人は「本人・家族は回復するが、援助者は回復しない」と言い換えた。けんかを売られた思いがしたぼくは、そのけんかを買わせていただくことにした。冗談じゃない。援助者が回復しなくてどうするんだ！

さっそく援助職の仲間たちに「12ステップを使ったミーティングをぼくたちも作らないか？」と呼びかけた。援助者の回復している姿をその人に見せつけたいと思ったからだった。援助職の回復とは、援助者自身が自分の問題を把握しており、その解決に取り組んでいることだ。七人ほどの仲間が手を挙げてくれて、援助者の援助者による援助者のためのミーティングが始まった。そのミーティングは八年ほど続けていたが、メンバーは司会の役割も会計の役割も果たさず、皮肉にもあの人の言ったことを裏づけてしまう結果になった。

だが考えてみればそうだった。相互援助グループが発展した一番大きな理由は、援助職が援助職としての機能を果たさないために、知的障害児の親たちから愛想尽かしされた歴史があったのだ。親たちの潜在能力を信じて反面教師役を演じたのであれば「さすが援助職！」と言われるかもしれない。しかし残念なことに実態はそうではなかったし、それはいまも続いているということの証でもあった。

依存症のリハビリでは通常一年ほど施設を利用することになるが、本人には毎日午前と午後に一回ずつミーティングに出ることが義務づけられている。そして夜は相互援助グループのミーティングにも毎晩出なければならない。つまり一日に三回ミーティングをこなすことになる。週にすれば二一回、月に九〇回、年に一〇八〇回にもなる。

家族が家族自身の問題に取り組んでくれることが、本人にとって最良の手助けになるのだが、それはなかなか理解してもらえない。家族がミーティングに参加していると言っても、毎週必ず出ている人はどれくらいいるだろうか。毎週出ていても月にすれば四回、年にしても四八回ということになる。週に二回出ている人となれば極端に少ないだろう。

そこで援助職だが、週に一回でも定期的に出ている援助職は果たしてどれくらいいるだろうか？　ぼくの推測では、例外を除けば限りなくゼロに近いと思う。九〇対四対〇という数字だけ見ても、誰が一番回復可能かは明らかだ。ぼくは自分が回復するために、「援助職」という帽子でもなければ「家族」という帽子でもなく、「本人」の帽子を被ることにした。

相互援助グループのミーティングに参加するようになってからどれくらい参加したか調べてみた。するとセミナーやフォーラム、新しいグループの準備会やリハビリ施設の運営委員会などへの参加回数は含めず、ミーティングへの参加回数だけで月平均六〜七回、これまでの二六年間で二一〇〇回以上参加してきたことが分かった。

ぼくの相談室（こころの相談室「リカバリー」）では、カウンセリングと並行して相互援助グループのミーティングに行くことを義務づけている。そのルールを何回説明しても行かないクライエントにはイエローカードを出している。それでも行かなければレッドカードになり相談は終結になる。ただし、その後ミーティングに行くようになれば、もちろんそのカードは無効になり相談は再開される。

なぜそこまで強要するのかといえば、回復の初期に提案などしても意味がないからだ。アルコール依存症や薬物依存症から回復してきた人たちは、「病院に鬼軍曹がいたから助かった」と異口同音に話す。人として嫌われるのはもちろんぼくも嫌だが、役割として嫌われるのは引き受けることにしたのだ。依存症は命を奪われる病気だから、こちらも命がけでかかわるのが当然のことだろう。

自分の弱さを公的な場で認める

ぼくの前の世代では「飲む・打つ・買うは男の甲斐性」などと言われていた。だが依存症への理解が進んでゆくと、それらは物質依存症と行為過程依存症と人間関係依存症の代表であることが分かってきた。「男の甲斐性」などではなく「三大依存症」だったのだ。ぼくはアルコールが飲めない体質だし、ギャンブルにも熱くなれなかった。だが三つ目の性にとらわれてしまった。

ある年に開かれたＡＡのラウンドアップで、ぼくは自分が性依存症者だという話をする機会があった。ミーティングが終わると一人の外国人がぼくに話しかけてきた。「やあ、仲間ですねえ」流暢な日本語だった。そしてこう続けた。「毎週土曜日に六本木で性依存症者のミーティングが開かれています。良かったら参加してみませんか？」

「良かったら」ということは、「悪かったら参加しなくていい」ということだが、自己責任を取らせるうまい誘い方をぼくは拒めなかった。別に何の義理もないし、初めて会った人からの誘いだった。それでも毎週土曜日なら月に四回だから二回くらい出れば義理が果たせるかなとぼくは思った。「仲間ですねえ」と言われたときにはカチンときたのに、気持ちは勝手に動いていった。

こうしてぼくはそのミーティングに参加するようになった。二回の予定だったのに結局毎週参加していた。あの言葉が魔術のようだった。

「良かったらまた来週もいらっしゃい」

しかし問題もあった。英語のテキストを読み、英語で話し、英語の話を聞くミーティングだったからだ。毎週苦しそうな表情をしているぼくを見て、仲間はこう言った。

「日本人の性依存症者は君だけか？」

「そんなはずないだろう」むっとしてぼくは言った。

「じゃあ自分のためにも、仲間のためにもなるんだから、日本語ミーティングを始めればいいじゃないか」

確かにそのとおりだった。ぼくは何人かの日本人仲間に声をかけ、その準備に取りかかった。英語ミーティングの仲間は、英語のテキストの中からとりあえず必要な箇所をピックアップしてくれたが、その中にはすでにＡＡの日本語テキストに載っているものも少なくなかった。折しもバイリンガルの仲間が日本語ミーティングに参加したことで、数人で始めた翻訳作業はどんどん進んでいった。こうしたサービス活動を続けてゆくと、依存対象を使わずにしらふの生活ができると言っていた仲間の言葉をぼくは思い出した。

平成七（一九九五）年一二月にぼくはミネソタ州にあるヘーゼルデンという物質依存症の治療施設で一〇日間ほど研修を受ける機会があった。そこでアーネスト・カーチさんという講師は「ＡＡの神髄は、互いの弱さを正直に分かち合って、公的な場で認めることだ」と話してくれた。ダルクの近藤恒夫さんは法廷で覚せい剤に対して無力を認めた日から回復が始まったが、ぼくの場合はＡＡで性に対して無力を認めた日から回復が始まった。あの講師の言ったとおりだった。

ぼくの中では職業に貴賤はなくても、依存症には貴賤があるという思いがずっとあった。よりによって性依存症になってしまったか。せめて仕事依存症くらいだったら良かったのに……。ときどきそんな思いが浮かんでは消え、消えてはまた浮かんだ。ぼくの中にはアルコールや薬物以上に、性に対する根深い偏見があったからだろう。

バイリンガルの仲間は、仕事で日本とアメリカを行き来していた。ある日彼はマイレージ・カードをぼくに見せながら、「これを使えば君の航空運賃もただになるから、オレンジカウンティで開かれる性依存症者の世界大会に一緒に行こうよ」と誘ってくれた。

ぼくはそれまでにＡＡの世界大会やＮＡの国際大会には何回か参加したことがあったが、性依存症者の世界大会に参加したことは一度もなかった。どんな大会なのだろうという興味もあったが、またあの思いが登場した。「そんなところに行ってしまったら、本物の性依存症者になってしまう！」でも、結局ぼくは彼と一緒にデルタ航空に乗り込んだ。

ＡＡやＮＡの世界大会では何万人もの参加者がいたので、会場に着いたぼくは拍子抜けしてしまった。性依存症者の家族と友人の相互援助グループのメンバーを合わせても二〇〇人ほどしかいなかったからだ。受付に行くと「君はこのグループの世界大会に来た最初の日本人だ。ディナーのあとでスピーチをしてくれ」と言われた。それって名誉なことなのか、それとも……ぼくには判断がつかなかったが、夕食を食べながらとりあえず英作文にとりかかった。そしてバイリンガルの仲間に添削を頼んだ。

受付で予告されたとおりに夕食後、ぼくは短い挨拶をした。「英作文」を読み終えると、そこにいた二〇〇人ほどの仲間たちは立ち上がって拍手をしてくれた。それはぼくが体験した初めてのスタンディング・オーベーションだったが、ぼくはそこに新しい仲間を迎える相互援助グループの温かさを感じた。

ＡＡの世界大会は五年に一度だが、性依存症者の世界大会は半年に一度開かれているということだった。そのため次に参加するときは、もう少し長いスピーチができるようになりたいと思った。二年後もぼくは彼と一緒にカナダのレジャイナで開かれた世界大会に参加した。大会前にはラストマウンテン・レイクのバンガローに泊まり、現地のガイドを頼んで釣りを楽しんだ。そのときに釣ったノーザンパイクは剥製になって相談室の壁に飾られている。レジャイナ大会のスピーチ原稿がここにある。

《おはようございます。ぼくは日本から来たヨシです。感謝しながら回復の道を歩んでいる性依存症者です。ぼくのソブラエティ・デイト（性的問題行動を起こさなくなった日）は一九九四年七月二九日です。ぼくは一九九五年の一月にカリフォルニア州オレンジカウンティで開かれた国際大会に初めて参加しましたので、今回が二度目の参加になります。

一九九二年一〇月にぼくは仲間からメッセージをいただき、日本で開かれている英語グループに参加しました。日本語グループがスタートしたのは、それから二年後の一九九四年三月で会場は東京でした。ぼくは妻以外の女性とのセックスがとまってから九年が経ちますが、自分とのセックスはとめることができませんでした。ぼくはこのプログラムは厳しすぎるし、ほとんど禁欲的だと思っていました。

一九九四年七月二九日のことです。ぼくは『草原の輝き』という映画を見ました。そして何かが起こったのです。その日以来、自分とのセックスもとまり約三年になろうとしています。ソーバー（性的しらふの状態）が続いているのには、さまざまな理由があると思います。その一つは、ぼくが初恋を思い出したことです。純粋で真実の愛というものは、ちょうど『草原の輝き』の主人公そのものでした。でも一番大きな理由はハイヤーパワー（自分を越えた大きな力）の配慮でしょう。

ぼくは結婚して二〇年になりますが、いまだに妻と戦っています。ぼくの願いは結婚生活を続け、修復することです。しかし、かつてぼくが自分には性的問題行動はないと思っていたように、彼女も自分には問題がないと思っています。そのためぼくは彼女にカウンセリングを受けることを勧めるのですが、彼女は聞き入れようとはしません。ぼくは何度も何度も「平安の祈り」を唱えるしかありませんでした。

ある日ぼくは「ぼくたちのためにカウンセリングを受けよう」と言うべきだったことに気がつきました。そして彼女にそのことを伝えると、小さな声で「ＯＫ」と言ったのです。そして今年の二月からカウンセリングに通い始めました。それはぼくの生物学的誕生日にとって、大きなプレゼントになりました。

今ぼくはぼく自身のために、朝こう祈ります。

「神様、ぼくに本物のプライドと偽物のプライドとを見分ける賢さを与えてください」

そして夕べにはこう祈ります。

「神様、あなたがぼくに与えてくださったように、彼女にも回復のチャンスを与えてください」

ぼくがミーティングに参加する理由は、ぼくがセルフエスティーム（本物のプライド）を育てたいからです。今日ぼくはレジャイナで開かれた国際大会で自分の弱さをみなさんにお話しすることができました。これがプログラムの本質でしょう。近い将来、妻と一緒に国際大会に参加できる日が来ることをぼくは望んでいます。そしてぼくはみなさんとともに、スピリチュアルな路線に沿って成長してゆくことを願っています。ありがとうございました。》

抱えてきたテーマ

依存症の原因が意志の弱さでもなければ、性格のだらしなさでもないのなら、なぜぼくは性依存症にならざるをえなかったのだろう？

依存症の相互援助グループやリハビリ施設では、ＡＡの12ステップを回復プログラムに使っているところが多い。ステップ４では自分自身の棚卸しをするのだが、その軸は「恨み」と「恐れ」と「性で傷つけた人」になっている。ではなぜこの中に「恨み」と「恐れ」という否定的な感情が入っているのだろう。しかも依存対象がアルコールでもギャンブルでも性でも、その三本の軸は変わらない。そのことは依存対象と無関係ではなさそうだ。

それは、アルコール依存症者にとっては自分が抱えてきた否定的感情を麻痺させるのにアルコールが必要だったということなのだろうし、ギャンブル依存症者にとっても同じような理由でギャンブルが必要だったということなのだろう。それは依存対象が否定的感情に対する麻酔薬や鎮痛剤の役割を果たしているということになる。そういう視点で回復者の手記を読んでみると、だからこの人にはアルコールやギャンブルが必要だったのかとうなずけたのだった。

ではぼくの場合はどんな否定的感情を抱えながら生きてきたために性が必要だったのだろう？

幼少期は夜中に泣きながら「足が痛い」と訴えて母を困らせていたし、小学校時代は立ちくらみを起こしては保健室で寝ていたし、中学・高校時代は悪夢や歯ぎしりに、大学に入ってからはうつや頭痛や肩凝りに悩まされていた。やがて「再生か死か」の病気が浮上した。それが性依存症だった。振り返ると、ぼくは体や心でずっとＳＯＳを発信していたのだ。

しかし本当の叫びは「ぼくを受け入れて！」「ぼくを認めて！」「ぼくを褒めて！」だった。大人になってもそれは続いていた。父との間で軋轢になっていたものの正体がそこにあった。

ぼくは父親に求めてもそれが得られそうにないと、それが得られそうな職業（ソーシャルワーカー）や配偶者を選んだ。それでも得られないとそれを上司に求めたり、配偶者以外の女性に求めたりしてきた。それらの源流は父に認められたいという「承認欲求」から出ていたものだった。自分では気づいていなかったが、援助職を選んだのも偶然ではなかった。実はぼくが助けてもらいたかったのだ。

でもそれは穴の開いたバケツを差し出して「ここに水をいっぱい入れてください」と

言っているようなものだった。バケツの穴をふさがない限り水が溜まるはずはなかった。

カウンセリングやミーティングなど回復の道具を駆使した末に気づけたのは、ぼくと両親とに共通点があることだった。アルコール依存症という病気の影響を深く受けていることは分かっていたが、ぼくが両親に対して抱いていた「承認欲求」を両親も祖父母に抱いていたのだった。「承認欲求」を満たしてくれないのは両親のせいだとぼくは思っていたが、「承認欲求」を満たすのはほかの誰でもなく、自分の仕事だったのだ。他人がこちらをどう評価するかは他人の自由なのだ。他人から高く評価されようが低く評価されようが、こちらの自己評価が確立できていればそのことでブレるはずはない。

ぼくはいまでも地雷を持っている。地雷は相手も自分も木っ端みじんに破壊するものなので、ぼくは捨てたいのだがなかなかそれを捨て去ることができない。ぼくの地雷が爆発するときは、いつも一定のパターンがある。ぼくが相手に権力的なものを感じると、途端にぼくの怒りに点火するのだ。ぼくは相手のちょっとした言動でも被害的な反応をしてしまう。

権力的なものは何の象徴かと言えば、それは父でありぼくをいじめた相手だろう。権力的なものは「自分が大切に扱われなかった」という感覚につながり、ぼくの怒りを呼び起こすのだ。アルコール依存症者が「ナメんなよ！」と言って相手に戦いを挑むように、ぼくも相手の持っている力などお構いなしに突き進んで行った。結果は最初から分かっていることだったが、満身創痍になったぼくがいつも必要としたのは、ぼくを優しく受け止めてくれる女性だった。女性に依存しないためには戦わなければいいのだが、『ロッキー』のテーマソングが聞こえてくると、もうとまらなくなる。実際に相手が権力的であるかどうかはもはや関係なくなってしまうのだ。

権力的なものが事実であったとしても、それを振りかざすのは相手の自由だし、振りかざさるをえない何かが相手にはあるのかもしれない。でもそれはぼくの問題ではないのだし、ぼくはそうしたものでブレずに自己評価だけを築いてゆけばいいのだ。父のように怒りをためるのは嫌だと思っていたのに、いつからぼくも怒りをためるようになってしまったのだろう？

ぼくは小さな相談室を開く一年ほど前から三年半カウンセリングを受けたが、ある日カウンセラーからこんな宿題を出された。

「あなたは、ここや相互援助グループでは自分を助けてくださいと言えていても、職場や家庭ではどうですか？　もし言えていないのなら、次のセッションまでに3回『ぼくを助けてください』と言ってきてください。もし相手が『助けられません』と言っても、それは気にすることはありません。大事なことは『助けてください』と言うことなんです」

午後から職場に出たぼくはさっそく厄介な宿題に取りかかった。そして三人の人から「助けられません」と言われたが、事前にカウンセラーから聞いていた言葉があったので深く傷つかずに済んだ。今もあの時のカウンセラーの宿題はぼくの核心をついたものだったと思う。自分がすべきことを人に頼むのは依存だが、自分にできないことを人に頼むことは健康的なことだったのだ。ぼくは長い間自分にできないことでも人に頼もうとしなかった。頼んではいけないと思っていたからだ。それは援助の仕事をしながら、実はぼく自身が、いつ・どこで・誰に・どんな援助を求めれば良いのかを知らないということだった。

自分の人生の責任は自分にある

依存症という病気を理解するとき、ぼくはよく天秤皿を思い浮かべる。依存症の片方の皿にアルコールやギャンブルやセックスなどの依存対象がのっているのなら、もう片方の皿にも何かがのっていて、二つの皿でバランスを取りながら生き延びてきたということなのだと思う。ではもう片方の皿にのっているものは何だろう?

それは、恐れや恨み、怒りや悲しみ、低いセルフエスティームなどの否定的な感情である。そうした感情を抱えながら生きる痛みに耐えかねて、麻酔薬代わりに必要となったものが依存対象だったのだ。確かに一時はそれらが救急救命士になってもいるのだが、いつか知らないうちに殺し屋に変身してしまう。ぼくが性依存症になったのは、セックスが麻酔薬代わりにヒットしたからで、アルコールの飲める体質だったら間違いなくアルコール依存症になっていただろう。

ぼくは自分が依存症者であることを気づかせてもらったときから、自分の援助職としての歩みは始まったのだと思っている。なぜなら、それまでのぼくは自分が何者であるか全く分かっていなかったからである。

平成四(一九九二)年にぼくは『精神医学ソーシャルワーク』という雑誌に「女性依存

症者の物語」と題して、自分を事例にしたものを書き、それから二年して『My Story』を自費出版した。

その後、本や雑誌に依存症関係の原稿を書く機会が与えられたり、テレビや法務省矯正局の音声ＣＤに出演させていただいたりもした。そして平成一二（二〇〇〇）年に入ると法務省関係の研究所や保護観察所から講義や講演を依頼されたり、カトリック教会からも講義や講演を依頼されるようになった。だんだんぼくの生きている意味が鮮明になってきた。それは性依存症の問題で苦しんでいる仲間の手助けをすることだった。ぼくは五十代半ばにして、ようやく自分も有用な社会資源だと気づかされたのである。

父は同じ病院に何回か入退院を繰り返したが、最後の入院のとき、ぼくは担当医に呼ばれた。「お父さんはもう家には帰れません」

ぼくは父の死が近づいていることを理解した。一度でいいから、最後に父と落ち着いた話がしたい……。

時間は限られているのに、ぼくは父と語り合う機会がなかなかつかめなかった。ぼくの気持ちに焦燥感が湧いてきた。そんなことが二週間も続いていたある朝、仕事に出かけようとしたぼくの目の前で父は脳梗塞の発作を起こした。そしてその日から父は口がきけなくなった。それは神さまの配慮だったのかもしれない。

「こんなに病気と闘っているのに、もういいんじゃないですか」

ぼくは「平安の祈り」を書いて、病室の天井から床に通っていた太いパイプにそれを貼ると、「変えられないものを受け入れる落ち着きを」と何度も口の中で唱えた。それからまた二週間ほどした日の夜だった。六人部屋だったが父のいびきがものすごく大きいので、ぼくは父を何度も起こそうとした。これでは他の患者さんたちが眠れないと思ったからだった。どうしても父が起きないために、ぼくは婦長さんにお願いして個室に移してもらった。それが昏睡状態だったのだとは知らなかった。

平成六（一九九四）年四月七日、父は入院先の病院で他界した。七八歳だった。母は父が亡くなってからしばらくの間、毎日泣いていた。一か月ほどしたころ、ぼくは母にこう言った。

「いつまで泣いていてもお父さんは喜ばないと思う。いままではお父さんに依存して生きていたけれど、これからはしっかり自立してください」

父が亡くなったあとはぼくに依存しようと思っていた母だったが、ぼくは母に「七五歳からの自立」を求めた。そしてぼくは母に交換日記を提案した。すると筆まめな母は即座に賛成した。朝出がけにぼくは自分の書いた日記を隣に住む母に届ける。翌朝は母の書いた日記をぼくが受け取る。その繰り返しだが、言いっぱなし・聞きっぱなしと同じように書きっぱなし・読みっぱなしにするルールにした。母は「字を間違えていたら直してほしい」と言ったが、ぼくが直せば几帳面な母は内容よりも字を間違えないことに神経を使うだろう、そう思ったからそれはしないことにした。

交換日記は平成一八（二〇〇六）年二月から始め、いま一六冊目になった。交換日記を始めると母の表情はめきめき良くなり、笑顔も増えた。この間などはぼくの家族と夕食を食べに行く車の中で「私はいまが一番幸せ」と嬉しそうに話していた。母は九三歳になったが、身の回りのことは何でもできるし、合唱団には三つも入っている。「今度発表会で歌うことになったから英語を教えて」と言って、先日はぼくがテープに吹き込んだ『アメージング・グレイス』の歌詞を毎日練習していた。12ステップは人間関係修復のプログラムだと誰かが言っていたが、本当にそうだと思う。小学生のころに初恋の人と交換日記ができていたら……と考えることもときどきあるが、それも治癒なき病気の症状だろう。

ぼくは両親の影響をたくさん受けたが、自分が性依存症になったことを両親のせいにするつもりは毛頭ない。ぼくの人生の責任はぼくにあるからだ。親のせいにしていたら成長などできない。病気になったことはぼくの責任ではないが、自分の病気から回復する責任がぼくにはある。問題を持っていない人などいないだろうし、問題を持っているから問題なのではなく、問題と向き合わないことが問題なのだ。

ぼくが少しずつ自分のことを好きになってきたことは事実だし、自分のことも信頼できるようになった。そして自分は無条件に価値のある人間だという感情も育ってきた。他人の評価に一喜一憂するのではなく、自己評価ができるようになれば、性依存症からも共依存症からもぼくは回復していけるだろう。

「過去と他人は変えられない」

「自分の人生の責任は自分にある」

この二つはカウンセリングの常套句になっているが、まさしくそのとおりだった。ぼくは自分の人生に責任を持ってこなかった。それが12ステップのステップ5にある「過ちの本質」だった。

自分の物語を書きかえる作業は「終わりのない旅」だが、それを続ける限りぼくの成長も続くのだと信じている。

依存症から見えてきたもの

カール・ユングは、「四〇歳になって、自分が何者であるか、どこにいるのか、どこへ行こうとしているのかが認識できない人は、その程度に差はあるものの、神経症にならざるを得ない。その人の若いころの性への衝動や、物質的な安定や、社会的地位が満足すべきものだったかどうかにかかわりなく、これは真実である」と述べている。（『ベスト・オブ・ビル』ＡＡ日本出版局訳・編）

ぼくがＡＡに出会ったのはちょうど四〇歳のときだった。それからの二六年間に依存症から見えてきたものはたくさんある。そのうち最大のものは、ぼく自身の姿だった。しかしその姿はぼくが依存症になったからこそ見えたのかもしれない。自分が何者であるかも分からずに死んでしまったら、ぼくの人生は不幸だったろう。

いまもぼくは二つのミーティングに通っている。一つは性依存症から回復したい仲間のミーティングである。ぼくが性的な問題行動を起こすときには一定のパターンがある。「自分の存在が脅かされた」と感じると、その恐れや怒りを麻痺させるためにぼくは「性」を使ってきた。こんなエピソードがある。

現役で最後に受けた大学も不合格だったと分かったとき、ぼくが行った先は上野公園だった。ぼくはそこにある映画館で三本立ての成人映画を見た。浪人して再び受験したが、このときも最後に受けた大学も不合格だと分かったとき、ぼくが行った先は同じ場所だった。そして同じ映画館でまた成人映画を見ていた。成人映画がぼくの悲しみや寂しさに対して鎮痛剤になると思ったのだろう。

いまでもぼくは「自分の存在が脅かされた」と感じると怒りが湧いてくる。典型的なのは「権力」への過敏反応である。いじめっ子・父親・黒人差別・大学の権威構造……、それらは姿形こそ異なっても、ぼくにとっては同じ「権力」だった。そしてそれらは自分の心に埋まっている地雷のようなものだった。

地雷に反応してしまうことは仕方がないが、応答に変えることは可能だ。つまり一つの否定的な解釈にとらわれず、柔軟で幅広い解釈を持てるように自分を変えることはできるのだ。そうすれば反応する時間を少しは短くすることもできるだろう。必要なのは変えてゆく勇気を持つことだ。

ぼくが通っているもう一つのミーティングは、共依存症から回復したい仲間のミーティングである。共依存症のことを「お世話焼病」とか「あやつり病」などとぼくは呼んでいるが、自分の低いセルフエスティーム（本物のプライド）を引き上げるために他人を利用するのがこの病気だ。

「困っている人を助けることはいけないことなのか」と反論されることがある。そんなときぼくはこう答えることにしている。「助けることがいけないと言っているのではなく、助け方を問題にしているのだ」と。共依存症者は「私が助けなければならない」という強い思い込みで邁進してしまうので、「その手助けは本当に必要か？」と立ち止まって考えようとはしない。他人の問題には首を突っ込みたがるが、自分の問題には見向きもしない。頼まれもしないのにそうするのは、人から必要とされることを必要とするからだ。相手の自己解決能力も回復力も信じていないということは、自分の自己解決能力も回復力も信じていないということなのだ。

『アルコホーリクス・アノニマス』原書版にある個人の物語五四二頁には、次のように書かれている。

「……たった二つの罪しかない。まず一つは他人の成長を妨げる罪であり、もう一つは自分自身の成長を妨げる罪である」

この一文を読んだとき、これは援助職の自分にとって「座右の銘」だとぼくは思った。

依存症者はエネルギッシュだが、依存症者の尻拭いをする共依存症者はもっとエネルギッシュだ。そしてしばしば聞くのは「依存症者に巻き込まれた」という台詞である。ぼくは両方の特質を持ち合わせているので言わせてもらうと、両者の関係は「巻き込み・

巻き込まれる関係」であって、一方的なものではない。

依存症者と共依存症者の関係を象徴的に表しているものがある。それは子どもの遊びだが、食べ終わったキャンディの棒を地面に立てて周りを砂で囲む。そして順番に砂を削っていって、棒を倒した人が負けというあの遊びだ。棒は依存症者で、周りの砂が共依存症者である。砂が支えている限り棒は倒れない。つまり依存症者は自分の問題に向き合う必要がないのだ。本人だけでなく家族にも回復が必要な理由はここにある。

ＡＣのミーティングでテキストの読み合わせをしていたら、共依存症のテキストに出てくるものと内容が実によく似ていることに驚いたが、ＡＣと共依存症者は双子のようなものだろう。ぼくは性依存症も共依存症も重症だが、重症の人ほど回復できるという言葉に希望を持っている。

依存症は回復可能だが治癒はないといわれている。だが治癒がないからこそ成長が続くともいえる。依存症者にとって最大の資産は何かといえば、計り知れないほど埋蔵されたエネルギーだろう。ぼくにもそのエネルギーがなかったら依存症にはならなかったはずだ。今度はそのエネルギーを自分の成長と、同じ問題を持つ仲間の手助けに使えばいいのだ。何しろふんだんにあるのだからなくなる心配をする必要はない。ぼくが生を受けた理由もそこにあるのだろう。

第3章 常識を治療する

なだいなだ

アルコール治療

アルコール依存との出会い

吉岡君の物語は、今度はとても読みやすく面白くなっていた。自分のことを一歩踏み込んで書くことができるようになったせいだろう。吉岡君という人間がよく分かった。彼が生きにくさをずっと感じながら育ったことも。

今度はぼくの物語だ。

ぼくが常識について考え始めたきっかけから語ろう。

きっかけは「アルコーリズム（アルコール依存）」との出会いだ。

出会いは、皮肉なものだった。精神科医になった時、将来、アルコール症を専門にするようになるとは、夢にも思っていなかった。いや、なることを決意する前日まで、そう思っていなかった。

一九六四年に開棟の予定で、国立療養所久里浜病院（当時）にアルコール依存治療の専門病棟がつくられていた。日本国中の国立病院や療養所は、大きな大学の医局がなわばりを主張していて、そこに医局員を送り込んでいた。当然、関連病院である慶應の精神科医がそこの責任者を派遣しなければならない。だれかを出張させなければ、そのポストは他の大学に取られる。だが、慶應の精神科医局には、担当を志願する精神科医が見つからない。ズバリいえば、アルコール依存は精神科医からも嫌われていたというわけだ。

ぼくも例外ではなかった。だが、だれかが行かねばならない。当時、最初の病院を院長とトラブルを起こして首になり、失職中だったぼくが、結局ババヌキのババを引く形で、行かされることになった。

引き受ければ、アルコール依存を自分の人生の仕事と決めることになる。それだけの価値あるテーマか？　ぼくは考え、そして迷った。それまで精神病理学という、分かったような、分からないような、だが、高級な雰囲気を持った分野に進むつもりでいたぼくは、ヤスパースだとか、クレッチマーだとか、アンリ・エーだとか、Ｋ・シュナイダーだとかの、難しい本と格闘していた。しかし、アルコール依存を選べば、ヤスパースともお別れだ。自分の未来を決定的に狭めてしまうような気がした。

というのは、アルコール依存を、病気として分かりきったものと思っていたからだ。原因は飲酒だし、治療は酒をやめさせることだし、ここに新しい発見など起こりそうもない。考えただけでも、陳腐な病気だ。そのうえ、アルコールをやめさせることは難しい。教授自身が「あれ治らん」といっていたくらいだ。

分裂病（当時）のように原因が未知の病気を専門にするのに比べ、これを選んだら最後、退屈な、発展性のない人生を送ることになるだろう。そう考えると、ちょっと気持ちが暗くなった。だが、長くは迷っていられなかった。結婚が早かった。子どももすでに三人生まれ、家族を養っていかねばならなかったからだ。

こうして、アルコール依存の臨床を始めた。

当時、ぼくは三〇歳を少し超えたくらいだったし、医者としてはまだ若造であった。それに書き始めた小説が評判になり、文芸雑誌からの注文も増え始めていた。そちらの方で忙しく、精神科の勉強はあまりしていない。ことに、アルコール依存の分野は、勉強も、経験もゼロであった。持っていたのは、精神科医としての常識程度の知識だけだった。

頼れるのは常識だけ

だが、アルコール依存は分かりきった病気だから、常識で十分だとも考えていた。これが考えてみると常識との出会いだった。しかし、このころのぼくは、まだ「常識」について、深くは考えていない。

一応、仕事を始める前に、ヨーロッパ諸国の状況を視察してきた。部分的に、面白いことをやっているところはあった。しかし、治療システムとしての「完成品輸入」をもくろんでいたぼくには、失望の旅だった。これだと思う治療法には出会わなかった。それどころか、日本の患者とヨーロッパの患者は大違いに思えたし、ヨーロッパの中でも、一つの国から別の国に行けば、患者が違って見えた。だから、それらが、同じ名前で呼べる同一の病気だろうか、と迷ったほどだ。そういうわけで、何のプランも持たず、一年前に日本を出た時よりも、かえって分からなくなって戻ってきた。

もう、出たとこ勝負で、常識で病棟の仕事を始めるほかなかった。

現実は?

だが、まずぼくの常識は、直ぐ現実と衝突した。

当時のぼくの持っていた常識（当時の精神科医の常識と思ってよい）では、アルコール依存の患者は、まず閉鎖病棟に閉じ込めて酒をきることになっていた。閉鎖病棟なら、飲もうと思っても飲めない。その場合、三人以上同じ病棟に集めるな、一人でも扱いにくい患者を、三人以上も集めたら、相手は文殊の知恵で対抗する。一人の医者の知恵くらいでは、太刀打ちできない。それゆえ病棟を管理しきれない、というのが理由であった。本当にそう考えられていたのだ。

ところがこの新病棟は、当初から、アルコール依存だけを四〇人収容することになっていた。「三人以上入れるな」の常識に反する。この病棟が、精神科医によって計画され、立ち上げられたものではなく、素人の手によって計画されたものだったからだ。この病棟は、法律（議員立法）の付帯決議によって建てられたのだ。つまり議員（主としてクリスチャン議員）が建てたものだった。作っておいて、医者に使いこなせという。医者にとっては迷惑千万な話だった。常識外れを強要されたわけだ。

四〇人を従来のように鍵で閉じ込める。ぼくの常識では不可能だ。そんなことをしたら、とんでもないことになる。三人なら、脱走ですんでいたが、四〇人集まったら、もう暴動だ。常識で考えるとそうなる。それを避けるためにどうするか。鍵をかけないで逃がすのと、鍵をかけて、四〇人の定員のところを、三人しか入院させないという選択が考えられた。だが、後者は、ぼくの常識ではやれなかった。税金を無駄遣いすることに思われたからだ。

そこで、もう一つの、鍵をかけない方を選択した。逃げたいものには逃げてもらう。そうすれば、残りは、自ら進んで入院した患者ばかりだ。逃げたい一心のものはいないから、それなら、職員の指示にも、とりあえず従ってくれるだろう。そう考えたのだ。

ところが、やり始めると意外なことが分かった。開放状態で入院させても、直ぐに逃げる患者はいなかったのだ。ほとんどが逃走してしまうだろうと、常識は予測していたし、大学の先輩たちもそういっていた。これが外れたのだ。だれも逃げてくれないのだ。

なぜ逃げないのか

そこでまた考えざるをえない。「なぜ逃げないか」。看護師の一人が「病院を逃げ出しても、電車賃がなければ、家まで戻れない」からだと、いった。それが一番もっともらしかった。日本で初めての病棟だから、全国から患者が集まる。大阪や仙台まで歩いては帰れない。

そこで、逃げてもらうために、お金を持たせることにした。当時、精神病棟で、患者にお金を持たせるところはなかった。今でも少ないだろう。

病棟のぼくたちが常識で出した結論だが、周囲（院長、事務長など）からは、なぜか、常識外れだと反対された。扉を開け、お金まで持たせたら、逃げる前に直ぐに全員がお酒を飲んでしまうだろう、というのだ。アルコール依存はそこまで、信用がなかったのだ。しかし、ぼくも院長たちも、双方とも間違っていた。

今から考えれば、ぼくたち治療側でも、違った二つの常識があったのだ。病棟当事者の常識と、病院中央部の常識である。二つの常識の衝突である。こうした場合、ぼくの頭では常に当事者優先であった。もちろん開放を強行した。逃げたくても逃げられないでイライラした患者に、看護師が襲われるようなことがあってはならない。アルコール依存病棟が、危ないところだという評判が立ったら、看護師が来てくれない。

では強行した結果は？ 患者はそれでも逃げなかった。お金を渡された患者が、直ぐにお酒を飲みに行くこともなかった。病棟生活は、平和に営まれた。

偏見が常識であることに気付く

ぼくは、この最初の経験で、自分が患者に対して、偏見を抱いていたことに気付いた。当時の医者の常識が間違っていたのだ。ぼくは素直に受け止め、そして考えを改めた。何度も再入院を繰り返していた患者も、病気を治したくないのではない。それなのに、治すという意志が欠如していると、ぼくたちは決めつけていた。やめさせても直ぐに飲まれてしまったこれまでの経験から、そう決めつけていたのだ。だが、かれらは、病気を治したくないわけではない。酒をやめたいのだが、断酒継続という結果が付いてこなかっただけだったのだ。

自分の抱いていた考えを偏見だと認めるまで、自分が偏見を持っているなどと考えたことはなかった。結論から言えば、ぼくの常識が間違っていたのだ。常識だと思っていたことが、つまり偏見だった。

それまで、ぼくは、世の中には、正しい考えと偏見があると考えていた。そして、偏見は当然、正されなければならないと。だが、偏見などないのだ。古くなって、改めねばならぬ常識が、偏見と呼ばれるだけなのだ。

古い常識は新しい常識によって、代わられるのが当然だ。この考えは、あとで、偏見を持った人たちに、考えを変えるよう説得するときに役立つことになる。だれしも「偏見を持っている」といわれるより、「あなたの常識は古い」といわれた方が、受け入れやすい。偏見との「戦い」ではないから、双方に勝ち負けの意識はなくなり、「なるほど」と納得するか、しないかの問題になるからだ。こんな風に、ぼくは常識について少しずつ意識し始めた。

治癒に関する常識

さて次に分かったのは、治癒に関する常識の誤りだった。それは入院期間を考える上で必然的に起こった。

当時の精神科医の常識では、入院期間は病状を見て決めることになっていた。医者がよくなった、「治癒した」と判断すれば、退院させた。だから、家に戻ったら直ぐにまた飲みだすと、治ったという自分の判断は間違いはなかった、治ったものが再発したと考えた。だが、実情はどうだったか。たいていの患者は、退院した直後から飲んでいた。これを再発と考えるのは無理がある。そこで、まだ治っていないと考えを訂正した。何度も再入院が繰り返される。医者は、入院期間を延長し、それでも患者が断酒しないと、アルコール依存は治らないと考えるようになった。そう考えなくとも、再入院、再々入院となるたびに、前の治療では不十分だったという判断から、入院期間がどんどん延びる傾向にあった。「一カ月でダメなら二カ月だ」が自然と常識になった。患者の家族も同じだった。退院してきたのに、直ぐに飲酒が始まると、入院した意味を疑った。今度は、直ぐに飲まないように、「完全に治ってから」退院させてくれと、主治医に要求した。必然的に入院期間は延びていく。一年も二年も閉じ込められたままの患者が増える。あとから考えれば、何年も閉じ込められれば、逃げたくなってあたりまえだ。ぼくは留守中に入院患者を入れることが決まっていたので、とりあえず開放で行くという方針を決めてヨーロッパに旅立った。入院期間をどうするかまでは、考えなかった。

入院期間を短く決める

ぼくが引き継いだのは、病棟がオープンしてから、六カ月たった時だ。最初に入院した患者の大部分が、六カ月間も入院していた。その間に、入院希望の待機者が増え続け、リストに二五〇人ほどの名前が連なってしまっていた。四〇ベッドに二五〇人もの待機患者がいたというわけだ。リストの最後の人は、何年待てばいいというのか。患者たち、その家族たちは、一日も早く入院させろと要求する。それで当然である。

先に入ったものが、早い者勝ちでは、公平の原則に反する。できるだけ、公平に機会を与えるのが、国立の施設の使命だ。

ぼくは、この現実を前にして、考えた。完全に治るとは何か。もう一生酒は飲まないと安心していられる状態になることか。それを治ったと考えるのがこれまでの常識だった。だから、治そうとして、入院が長くなってしまった。

そこで、何年入院していたら、治ると保証できるか、考えてみた。常識は直ぐに答えを出した。「何年入院していても、治ったと保証できない」だった。それよりも、断酒することを「治癒」と考えていたことを見直した方がいい、とぼくの常識は主張し始めた。

「糖尿病の場合を考えよう。糖分を控えることは必要だが、それは治療の結果ではなく、病気を悪化させないための養生だ。だが、実行はなかなか難しい。それを、アルコール依存に置き換えてみよう。アルコール依存を悪化させないための養生が断酒だ。断酒は難しいが、それを試みて、なんとか成功させなければ、病気の改善はない。断酒は治癒ではない。病気の改善のために、努力して成功させるべき、養生上の目標なのだ。つまり一生酒を飲まない完全断酒は目標であって、そもそもが、とても難しいことなのだ。だから、失敗が多くて当然なのだ」

こう考えると、すべてがうまく説明できる。これまで、再飲酒、再々飲酒を、治っていないととらえてきたことが間違いだったのだ。あるいは断酒ができてあたりまえ、できない輩は意志の弱いだらしないやつ、と考えるのが間違いだったのだ。しかし、そう考えると、当時の医学的常識のすべてに反対しなければならなくなる。

たとえば意志薄弱精神病質のようなレッテルがある。K・シュナイダー大先生が作ったレッテルだ。このレッテルを、アルコール依存の患者にべったり貼る医者がほとんどだった。再飲酒という失敗を、完全断酒に至るまでの、避けて通れぬ道筋と考えて、目標にたどり着けるように、落胆している本人や家族を励ましていくのが、治療者のすべきことだったのに、われわれ治療者は、その反対のことをしてきたのだ。

こう考えれば「入院」は、断酒の方向に第一歩を踏み出させるためのものという位置付けができる。退院は、治ったか否かの問題ではない。次の目標に向けた第二歩でしかない。完全断酒に向けての努力を続けさせるために、必要な第二歩だ。治癒ではない。これは始まりだ。治って帰るのではない。通院治療を始めるために帰るのだ。ぼくは患者にも家族にも、そして職場の人事の人たちにも、そういうようになった。

退院後も、断酒への挑戦が続くとなると、通院を正当化するために、何かの仕掛けが必要だ。それを当初は通院治療と位置付けていた。そしてできれば入院中の行事、行軍（入院中、ぼくは月に一遍、久里浜の周りの海辺や山を歩かせていた。それが行軍だ）などへ参加させることを考えていた。しかし、断酒会という自助組織の存在を知ると、断酒持続のための仕掛けはこれだ、と考えるようになった。自助組織については、あとでまたじっくりと話す。話を入院期間に戻す。

治して帰すためのものでないのだから、入院期間は任意でよかろう。ぼくはそう考えて、退院は入院の三カ月後と決めた。これで、患者も家族も、「退院させろ」や「もっと長くいてちょうだい」で争うことはなくなった。ベッドの回転は早くなり、入院待機者の待ち時間も確実に少なくなった。

病気の定義

こうして、入院期間を三カ月に決めた後、ぼくの頭は病気の定義に向かう。終生断酒は病気の治癒ではなく、努力目標だ、と考えると、当然、病気の定義も変えねばならなくなる。それが必然的な流れだ。

そこでぼくはぼくなりに病気の定義を考えた。

ぼくの目の前にいる患者たちは、「さまざまな理由から、非常に難しいものである断酒をしなければならないところに追い込まれた人たち」である。これをそのまま病気の定義にしよう。このような定義でいいと思うようになったのは、ジェリネックの有名な『アルコーリズムの疾病概念』（邦訳あり）という本の序文を読んだからだ。ぼくは、この序文にかれの哲学を読み取った。かれは「物事には、たくさんの定義があってよい。アルコーリズムの定義もそうだ」という。しかし、だれの定義が正しくて、だれの定義が間違っているかを議論するのはやめるがいい、と付け加える。かれの考えでは、どっちの方が、使ってみて有用かが議論すべきことなのであった。ぼくは、まったく同感だった。ぼくは、ぼくの定義を、こうして実用の見地から考えた。使い勝手のいい道具として、アルコール依存の定義はこれだと。

さまざまな理由の中では、「アルコールによって健康を害したから、主治医に飲酒を差し止められた」というのもあるだろう。「会社から、今度、酒を飲み続けて無断欠勤をした場合は首を切る」と警告された場合もあるだろう。「子どもの結婚が、親の酒癖で壊れた。断酒しないと離婚する」と奥さんから警告された場合もあるだろう。酒を飲むと暴力を振るってしまい、警察沙汰になる場合もあるだろう。ともかくその結果、人生のある時から、断酒をする必要に迫られたのがアルコール依存だ。ぼくはアルコール依存という日本語でなく、アルコーリズムという言葉の方を使う。というのは依存という言葉のおかげで、単なる習慣から始まったものまでを含めるときに、不具合が生じるからだ。

追い込まれて、そこで断酒を試みたが、失敗を重ね、そのことでますます信用を失ってしまう。そこで「断酒のできないのが病気だ」と、そちらの方を重視した形の定義が生まれてしまう。意志薄弱などという定義の類がそうだ。ぼくは、本人が社会の中で自分の置かれた（断酒を迫られている）状況を、十分に自覚していないことを重視する。つまり病識がない点だ。

しかし、ぼくのこの定義は、他の治療者からも、社会からも、なかなか受け入れてもらえない。そして、患者は他の人と比較して、「強い飲酒衝動、病的なほど強い渇きを持っていること」を病気と考えて医者の付けた「嗜癖」という定義が用い続けられていることを残念に思う。ぼくは、その「嗜癖」という難しい言葉を、臨床では一切使わなかった。使わずに治療をした。確かに長い連続飲酒の状態では、飲酒の衝動が強い。やめれば離脱症状が起きるような状態では、その飲酒衝動のために酒をきるのが難しい。そこから閉鎖病棟に閉じ込めて酒をきらせるという古い常識が始まったのだ。しかし、入院させれば酒はきれる。開放でもきれる。きれれば、離脱のために起こる飲酒の衝動も弱くなる。だが、そうした衝動の弱くなった時こそ、しばしば再飲酒が始まるのだ。しばらくの間、断酒が続いていて、周りのみなが、今度は大丈夫かもしれない、と思ったころ、ちょっとしたことがきっかけで、再飲酒を始める。むしろ嗜癖の文字であらわされるような、強い飲酒衝動のない時に崩れる。自信を持ったが故の失敗、油断が一番の原因だ。ぼくは、再飲酒は失敗のように見えるが、それは断酒到達への過程での、エピソードに過ぎないと考えた。だから、「『ちょうど一年目』とかの区切りが危ないよ、そういう時に、ちょっとした緊張の切れ目というか、隙間というか、そうしたものができて、失敗に結びつくからね」と助言をする。実に常識的だろう。ぼくの「断酒をせざるをえないところに追い込まれた人」という定義は、そうした常識的な助言を生ませる。自身の中にある化け物のような、嗜癖と闘え、などとはいわない。

社会的人間の病気

ぼくは、一気に、その定義にすすんだというわけではない。患者や、家族を、断酒への方向に誘う過程で、次第にたどり着いたのだ。どう説明したら受け入れられるか。どう説明したら、患者は病気を自覚して、断酒に進んでくれるか。家族も、どうしたら断酒の難しさを知り、その難しい断酒を成功させるために力を貸すようになるか。さまざま模索しながら、この定義にたどり着いたのだ。

その前段で、ぼくは、人間には生物的人間の面と、社会的人間の面と、二面を持っていると説明をした。当時はアルコール中毒という呼び名が一般的だったが、ぼくはこう説明した。

長期の大量飲酒でからだが蝕まれて起こるのが中毒というからだの病気だ。これは入院して、アルコールをからだからぬき、からだを休め、内科的治療をすれば一応は治る。元気になり、体調ももとに戻る。肝臓の検査結果も正常になる。生物学的には治ったといえる。

しかし一度中毒になったからだは、酒を飲めるようには治らない。飲んだら直ぐに、また連続飲酒に転落する。だから断酒し続けることが必要だ。けっしてまた飲めるようにからだが回復したわけではない。

他方で人間には社会的な人間という、もう一つの面がある。再飲酒して、たびたび入院することによって、また、酔って起こしたさまざまの事件によって、社会的信用が傷つけられる。また、周りの人間のこころを傷つけ、その結果として、社会的な人間の価値が傷つく。これが社会的な病気だ。そのために職を失ったり、離婚を迫られたり、職業上の未来に影響が出たりする。これが、社会的人間のなるアルコーリズムという病気だ。この病気は、断酒を継続して実績を示し、社会に対する信用を取り戻すことでしか回復できない。つまり断酒は社会的人間としての病気からの回復の努力なのだ。治癒とは関係ない。ぼくはこんな説明をすることで、「継続的に断酒せざるをえないところに追い込まれた人間」という定義を自分の心理療法の道具にした。

治癒という定義

たしかに、最初から、ずっと断酒するようになる患者はいる。一度入院しただけで、完全断酒を実行しているように見える人は、非常に少ないけれどいないわけではない。しかし、正直のところ、その断酒が死ぬまで続くかどうか、だれにも保証はできないのだ。保証する根拠はなにもないからだ。そのことは、久里浜で診療を開始して二、三年後、神戸のＡＡのベテラン会員の娘さんから、「一一年間断酒していた父が、スリップして、昔とまったく変わらない状態になった、ＡＡのミーティングにも、恥ずかしいから出たくないといって、家に閉じこもって飲み続けている。どうしたらよいか」という手紙をもらった時、しみじみと感じた。普通は三年間断酒が続くと、一応治癒と見做している。学会への報告では、治癒例として扱う。しかし、三年間断酒の続いた人は、以後スリップする率が、非常に低くなるという統計的結果にもとづいて、治癒と見做しているだけだ。三年間入院させ続け断酒させていれば、退院後絶対に飲まなくなる、ということではない。

断酒が続くのは、治癒したからではない、日常、断酒のための努力をしているからだ、と単純に考えればよく、努力をやめたら、球ころを押して坂を上っているときに手を放すようなもので、球は転がり落ちてしまう。断酒は努力の結果であり、実績である。糖尿病がいくらでも糖分をとれるように治ることはないように、アルコーリズムはアルコールが飲めるようには治らない病気と考え、断酒は、糖尿病患者の食養生に当たると考えるべきだ。難しいけれど、それに挑戦しなければならない。治療とは断酒に向けての挑戦の気持ちを、患者にそだてることだ。そう思うようになった。そして自分の中で、治癒という考えを封印した。

ここでもこれまでの常識を封印したのだ。

こう考えれば、入院期間は、任意に決められる。断酒への道筋をつけることだから。ぼくは、とりあえず三カ月とした。

常識による治療

アルコール依存の臨床をするようになって、ぼくの考え方は次々に変わった。新しい考え方で現実に接するようになった。入院は病気を治すためではない、という考えのヒントは、フィンランドでの知見からえた。そもそも、アルコーリズムは、フィンランドでは厚生省の管轄ではなく、社会福祉省のそれであった。病気とは考えず、アルコールとうまく付き合えない人間と考えていたようで、入院によって患者を「訓練」するという考えだった。だから、その時、飲酒していようと、断酒していようと、無関係に、三年間の間に、半年に一五日間ずつ入院することを義務付けるプログラムが組まれていた。

ぼくは「完全に治ってから退院させてください」という家族に、「いいえ、三カ月に入院期間は決まっています。その間に、訓練をします。治癒は遠い先のことです。入院は、治療の最初の一部分に過ぎません。これが新しい考え方です。数カ月の入院で治るという考え方は、古い間違った常識です」と答えるようになった。いつの間にか、ぼくの考える新しい常識を持たせる努力をしていたのだ。

そのぼくにとって必要なのは相手の常識を知ることだった。そのために必要なのは、主に話を聞くことだ。これなら、誰にでもできる。もちろん、ぼくは、心理療法として、ぼく流に勝手に変えたロジャーズ風のフムフム療法をしていたといえる。だが、これはロジャーズに一応敬意を払っているだけで、ぼくは内容を素人向きの常識の範囲にとどめた。フムフムと聞いて、常識で答える。手始めにやれることといったら、これしかない。それも一人一人やっている時間がないから、座談会方式をとるようになった。集団精神療法なんて、難しい言葉で呼べるようなものでないから、座談会というありふれた日本語で呼んだ。ロジャーズの療法からも離れていたから、その名前も遠慮した。しかし「常識的な治療しかできない」ではなく、「常識で治療しよう。常識を治療するのだ」という積極的な姿勢に変わった。座談会で矛盾を感じたら、自分のしていることを常識で疑うことにした。この原則は、それからもずっと守った。

すると、これまで精神科で常識になっていたことが（つまりは自分の常識だが）、ことごとくおかしいと思われてくるようになった。疑い、考える、の毎日が始まった。考えれば、毎日、何かしら発見がある。毎日の仕事に、新しい発見の驚きがある。これはなかなか刺激的だ。そこで初めて、自分の選んだ新しい「アルコール依存」の治療という仕事が、人生をかけてもよい仕事だと思えるようになった。

こうしてぼくと常識との付き合いは始まったのだ。

常識治療

さまざまな面白い経験

専門というのは、普通は、素人の名前も知らない難しい病気を診断し、一般の医者には診断のつけられないような難しい病気に診断をつけるのが仕事だ。たとえば「コルサコフ症候群」を専門にする人は少ないが、病気も非常に少ない。さほど多くない病気だから、世間にもそれほど知られず、精神科医でも、名前ぐらいしか知らず、見たこともない人が結構いる。専門家も、その患者しか診療しないことになれば、生活できない。医者という商売を続けるために他の病気の患者も診る。だが、とくにコルサコフ症候群には強いというわけだ。

だが、ぼくがアルコーリズム専門だというのは、それと大きなちがいだ。アルコール依存だけを診るのがぼくの仕事だ。だから、アルコール依存の場合、専門医は、診断をする必要がない。「これから、アルコール依存の患者を一名送ります」と、一般医から診断をつけられた患者が送られてくる。「私の夫は間違いなくアルコール依存です」と素人の奥さんが、夫を連れてきて、専門医のぼくに太鼓判を押す。その診断を受け入れればいいのだ。これなら、なにも勉強してこなかったぼくも、困らない。逆に、素人の診断に逆らうと叱られる。「ほんとにアルコール依存ですか」と疑わしそうな眼をしてみるがいい。「間違いありません」と家族に断言される。

その一方で、もう間違いなく治療をした方がいいと思われる患者に会っても、専門医のぼくが診断してはいけないのだ。有名な国民的ヒーロー扱いの俳優さんに会った時、見るに見かねて「あなたはアルコール依存です。早く治療した方がいい」と忠告したことがあった。すると、横にいたその人の奥さんから、「うちの亭主は病気などではありません。余計なことはいわないでください」とすごい剣幕で叱られた。ほんとうの話だ。奥さんは、亭主がアルコール中毒（当時はアル中という呼び名が一般的だった。そしてあまり名誉あるレッテルでなかったこともある）などと呼ばれ、仕事が続けられなくなり、普通のサラリーマンの数十倍の収入を得られなくなることを心配したのだ。だが、この人は、それから程なく、アルコールが原因の腹部大動脈瘤で入院し、一時は仕事に復帰したものの、長くは生きられなかった。

ぼくは考えた。この分野では専門医の意見など通らないのだ。つまり、早期発見、早期治療の原則をかざし、ぼくが繁華街を訪れ、バーで飲んでいる人たちに、「お前さんとお前さん、もうアルコール依存だよ、治療に病院に来なさい」といって廻っても、いうことを聞く人など、一人もいない。むしろ、そんなことをしたら、商売の邪魔をするな、と店の呼んだ屈強な男に、叩き出されるのがおちだろう。早期発見、早期治療が、問題解決には重要だ、などといっても、受け入れてくれる人は皆無だ。アルコール依存はそういう分野なのだ。つまり、世の中のそうした常識を変える以外に、早期発見、あるいは予防などということは考えられないのだ。

ともかく、この病気の第一発見者は、一般の人であり、一般の人に一番近い、開業医である。その人たちが常識で診断し、アルコーリズムと思われるものを、ぼくのところに送り込んでくる。送り込まれるところが、専門医である。

そういう現実を前に、ぼくは思った。

一般の人が明らかに間違った考えを持っていると思われた場合、偏見を持っていると考えた。だが、ぼくは、アルコールの臨床を始めて間もなく一般の人の持つのは、偏見ではなく、それもまた常識であると考えてみた。偏見と思えば闘わねばならぬ。だが、常識は改めさせるのだ。説得するしかない。

ぼくはこうして、自分の役割を意識した。世の中の常識が相手なら、一般の活字メディアで考えを述べ、テレビに積極的に出演することも必要だ。

これがアルコール依存の臨床に関わって、最初にだした結論でもある。アルコール依存を診断するのは社会であり、社会の常識が大きな役割を果たしている。その常識に間違い（つまり治療者にとっての不都合）を見つけたら、それを正すのが、専門医としてのぼくの仕事だと。ぼくは幸い、文壇で名を知られかけていた。ぼくは、その状況を利用した。

病気についての常識

もう一つ、ぼくに大きな印象を与えた事件がある。それは「病気」についての世の中の常識だった。

ある日のことだ。

「あなたの亭主は、アルコール依存という病気です。ともかく、いまは、わたしたちにまかせてください」

といったら、童顔で素直そうな奥さんだったが、目を輝かせていったのだ。

「そうですか。病気だったのですか。それなら仕方がありませんね。わたしは、うちの亭主が、好き勝手に酒を飲んで、家族に迷惑をかけている、悪い人と思っていました。だから離婚しようかと考えていたのです。病気が飲ませていたのですか。じゃあ病気を治さなければ」

この時の表情の変化は、いつまでも印象に残っている。病気と考えていなかった時は、夫を恨み、蔑み、自分の不幸を呪うばかりだったのに、病気と考えたら、夫を許してあげる気持ちになれたというのだ。それまでは孤独に不幸を耐えていたが、これからはお医者さんが味方になってくれると。それが表情に素直に現れた。

「その病気を治すためには、どうしたらいいのですか」

と身を乗り出した。

「奥さんの協力も必要です」

「病気を治すためなら、何でもします」

奥さんは協力を約束した。

この人の亭主の治療は、非常にスムーズに滑り出した。この時、世の中の人たちの病気に対して持つ常識の新しい一面を知ったのだ。「病気なら仕方がない。本人の意志でどうこうできることではない」「責任は病気にある」

少なくとも、病気と考えることで、奥さんは、亭主の罪を免責したのだ。それまで対立してきた二人だが、それ以後、夫婦の葛藤は解消し、病気を治すということが、夫婦の共通の目標に変わった。

ぼくはその時、留学中に読んだ、ジェリネックの『アルコーリズムの疾病概念』（邦訳あり）の冒頭にある言葉の意味が、初めて分かった気がした。

「《アルコーリズム》も概念である。《病気》も概念である。だが、《アルコーリズムは病気である》は観念（ものの観方、考え方）である」かれはそう書いていた。

読んだ時には分からなかった。ただ、気になる言葉だった。ところが、この患者の妻に出会った時に、分かったのだ。ジェリネックはさらに、続けていた。《病気の定義はいくつあってもいい。研究者の数だけあっても不思議ではない。定義は、どれが正しいかではなく、どれが一番有用か、役立つかを考えるべきである》。見事なプラグマティズムだ。ぼくはこの著者の哲学をそこに見た。おや、これはもう話したことだった。

常識を治すには教育が必要だ

ぼくはこの奥さんのケースから、本人の治療と同時に、家族教育が必要だと思うようになった。患者自身に対する働きかけも、治療というよりは教育である。そういえば、フランスには、アルコール依存の治療と呼ばず、「再教育（リエデュケーション）」と呼ぶ治療者もいた。

ぼくは家族の教育に使おうと思って、新書版の本を書くことにした。できたのが『アルコール中毒―社会的人間としての病気』（紀伊国屋新書）だ。ぼくは、アルコール依存は病だが、からだの病気ではない。こころの病気だ、と説明した。ぼくはその奥さんを頭に浮かべながら書いた。人間は生物的人間であると同時に社会的人間である。その奥さんを納得させるためにはどのような説明がいいかを考え、言葉を選んだのだ。医者は《病気》と診断するとき、生物的人間の面しか考えていない。だが、アルコール依存は社会的人間の病気の要素が強い。生物的人間の病気は治癒する。アルコールによって侵された体は、一カ月も断酒すれば治癒する（かのように見える）。治癒したのは生物的人間の部分だけだ。それも完全ではなく、再飲酒すれば、すぐ離脱症状がでるところまで逆戻りする。

だが、社会的人間の部分は、失った信用のために、社会復帰を妨げられる。社会的人間には治癒はない。断酒を続けることで信用を取り戻す必要があるのだ。

ところが、断酒はなかなか難しい。難しいことだから、一遍で成功する場合は少ない。何度も挑戦しないといけない。ぼくは家族にそう説明した。断酒は「治った結果」ではない。一日一日、断酒を努力で獲得する。それが積み重なって、一年になり二年になる。それは自分で築いた実績だ。断酒できない人を、病気がまだ治っていないと見るのと、この考えは大きな違いだ。再飲酒しても、何度でも再挑戦させる。再挑戦の意志を失った時が、不治への道の始まりになる。この本を書きながら、ぼくはそんな風に、自分の考えを再確認していった。この本は、患者の家族教育の副読本のつもりだったが、実際には患者本人にも読まれ、また、治療者たちにも読まれた。出版の形を変え、いまでは朝日文庫の『アルコーリズム』に姿を変えている。いまは絶版になっているかどうか分からないが、つい最近までは売られていた。

常識を改めさせた例／意志を強くできるか

ぼくたちは、K・シュナイダーの影響もあり、アルコール依存の患者は意志が弱いと考えていた。この有名なドイツの精神病理学者は、意志薄弱精神病質などという異常性格のカテゴリーを作り、アルコール依存患者をそこに入れた。アルコール依存になったのは意志が弱かったからだ、というのだ。日本でもこの大先生の権威に服する人は大勢いた。ぼくもその一人だった。だが、これは大先生の考えではなく、実は、大先生も当時の常識を代表していただけだったことに、アルコーリズムを専門にして気付いた。

「意志を強く持って、酒をやめなさい」

という説教を、患者は、ぼくのところに来るまで、何度聞かされたことだろう。そんな説教は、精神科医にいわれる前に、すでに何度も受けていたわけだ。ましてや専門のぼくのところに来るまでには何十回となく聞かされたことだろう。それが当時の社会の常識であったからだ。世の中の人はK・シュナイダーなどという名前も本も知らなかった。

ぼくは患者が意志が弱いから、アルコール依存になったという定義を初めから疑ったわけではない。しかし、その患者に「《意志を強く持て》と説教することに意味があるか」疑った。その患者は何歳か。五〇歳を過ぎている。かれは五〇年以上も意志の弱い人間として生きてきたことになる。その人間が、一回《意志を強く持て》という説教を聞いただけで、意志の強い人間に生まれ変わることができるだろうか。こう考えたら、そんな説教をしていたこれまでの精神科医の常識が間違いだったと気付いた。ドイツの大先生までが、その間違った常識を持っていたのだ。大先生に対して抱いていた恐れは、その時以来持たなくなった。おなじ常識という土俵の上では、いくら大先生にだって、遠慮することはない。

ではぼくたちは、患者にどういうべきなのか。

「あなたは、これまで意志が弱かった。でも意志は一日で強くすることはできない。それなら、これから、意志の弱いままでもできることを考えよう。これまで、最高、何日断酒したことがある？　三日。よろしい。三日はやめていられる意志の強さがあったのだ。それだけあればいい。今日一日だけ断酒するに十分だ。今日一日断酒しよう。明日は明日だ。明日のことを、今日から考えるな。今日が終わらなければ明日は来ない」

ぼくは患者にそういうようになった。こちらの方が、「意志を強くして……」という説教よりは、ずっとましな説教だ。矛盾もない。

ぼくは、それから、意志薄弱などというカテゴリーは、精神科の学問として見ても無意味な定義だと思うようになった。そもそも強い意志、弱い意志などというものを疑うようになった。目の前の患者を診て、どうやって判断することができるのか。これまでの失敗の連続の過去の話を聞いて、そう決めつけているに過ぎないではないか。

意志は「持っているか、いないか」しか分からない。それも選択を迫られた場合だけだ。何もしていないときに、意志は見えない。一日断酒していたら、断酒の意志があったことが見える。ぼくたちにできるのは、「その意志を持続しろ」ということだけだ。一〇〇日持続できたら、結果的に一〇〇日分の強さを持っているといってよい。でも、それは結果からいえることで、決していま備わっている強さではない。

一〇円貯金のたとえ

ぼくはそれをやさしく説明するために、たとえを考えた。それが、一〇円貯金の難しさだ。

「世の中には、いろんな種類の難しさがある。《たった一人にしかできない》難しさと、《誰にもできる》難しさだ。たとえばある分野で一番になる難しさだ。一番には一人しかなれない。お前も人間だ、一番になってみろ、などとけしかけられても、すぐにのってはいけない。オリンピックで優勝することを、普通の人間は、あきらめた方がいい。よほど素質があっても難しい。世界で四年に一人にしか可能ではないのだ。

もう一つの難しさは、毎日一〇円の貯金を一年続ける難しさだ。誰にでもできるはずだ。だが、一日も休まず一年間続けるのは難しい。毎日日記を忘れずにつける難しさといってもいい。誰にでもできるはずだが、実行できる人は少ない。断酒の難しさは、難しいといってもこちらの難しさだ」

このたとえなら、断酒の難しさが、分かるだろう。そして、分かったものは常識も修正する。

たったの三カ月

それが分かれば、退院後、三カ月でスリップしてきた患者に、がっかりしたように、

「たったの三カ月か」

といわなくなる。

そもそも、がっかりすることが間違いである。しかし、家族は、みんながっかりして

「あんたは意気地なしね。たったの三カ月しか我慢できなかったの」と嘆くし、職場の人事課は「たったの三カ月ですかあ。もう少し頑張れないのですか」と、無断欠勤の理

由がアルコーリズムと書かれている診断書を見て、うんざりした顔で嘆く。嘆きには非難が込められている。それがこれまでの社会の常識なのだ。

ぼくは、患者に質問する。

「これまで、何日間の断酒が最高だった？」

その答が、

「入院の前は、三日が最高でした」

であるなら、

「そうか。それが、今回の入院のあとは、三カ月！　素晴らしいじゃないか。いいよ、その調子だ。続けたまえ」

三日が最高だった人間が、その三〇倍も断酒ができたのだ。治っていないと考えるから落胆する。しかし、断酒への挑戦だ、難しいことに挑戦するのだと考えれば、最初としては、まずまずの成果である。むしろ満足できる結果だ。そして褒めることができる。褒められれば、患者は、再挑戦する意志を回復する。《たったの三カ月》というのと、《いいね。三カ月よくやった》との間に横たわる差は大きい。《たった》という副詞は、何かと比べているから出てくる言葉だ。意識していなくても、こころの中で比べている。一年断酒している人、二年断酒している人、そういう人たちと比較しているのだ。あるいはかれが「一生酒をやめます」と無責任に誓った言葉と比較している。これでは自信を喪失させ、劣等感を強めるばかりだ。比較するなら、《自分自身》と比較すればいい。「三日しか断酒が続かなかった」あんなにダメだったおれが、今回はなかなか頑張れたじゃないか、と思えば、自信になり、さらに努力する意欲も生まれる。

アルコール依存の臨床を始める前は、ぼくも《たった》といっていた仲間である。それが、臨床を始めて、常識だけを頼りに模索しているあいだに、《いいよ、三カ月、よく頑張った。その調子だ》といえるようになった。ぼく自身も常識をいつの間にか持ち替えていたのだ。

奇跡は起こせない

常識、常識と、この言葉が、だんだんうるさくなってきたかもしれない。これから、あまり強調しないようにするから、読者も頭の中で補って欲しい。

さて、話を先に進める。久里浜で仕事を始めてから、一年くらい経ったころだろうか。教室の真面目な先輩から、勧められた。

「久里浜でやっている方式だと、治癒率はどのくらいになるのかね。数字できちんと出して、学会で発表したらどうかね」

ぼくが学会嫌いで、論文を書くことも、学会で発表することもないので、もう少し、研究者として自己主張しろ、と忠告してくれたのだ。

「そうですね。でも、まだ始めて二年ですから、治癒率なんていえません。これまで、再飲酒しない患者も、何人かいますが、この先、いつ飲むか分かりません。そもそも何時、どの時期に治癒したか、などぼくには分からないのです」

「そんなに厳しいことをいっていないで、三年断酒していたら、治ったと見做していいだろう」

「それが、学会の常識ですね。でも、まだ三年になっていないので、治癒と見做せる人もいないのですが、二年の時点で、数パーセントというところでしょうね」

「意外と低いね」

がっかりしたように先輩はいった。

ぼくは、そのころ、それよりも患者の治療継続率の方を重視すべきだと考えていた。閉鎖治療していた時、患者は直ぐに通ってこなくなった。自分を閉鎖病棟にぶち込んだ主治医と、理解しあうことが難しかったからだ。だが、開放で治療するようになってから、ほとんどの患者が通院し、ぼくたちとの接触を失わないようになった。何かあれば、家族も、本人も、ぼくたちを訪ねて病院に来るようになり、必要があれば、進んで再入院し、再々入院した。

　かれと別れてから考えてみた。

　三年断酒していたら治癒したと見做す。これまで、ずっと断酒を継続しているのが数人では、治癒率が低い？

　では、ぼくの治療法が成功したら、一〇〇パーセント近くの患者が、退院後断酒を継続していることになるのか。ぼくは、目の前にこれまで二年間に診てきた患者の顔を一人一人思い浮かべながら、考えた。

　あの人たち全員が、最初の入院から、ずっとこれまで断酒していられたら奇跡だ。ぼくはイエスじゃない。奇跡など起こせない。ぼくの治療を受けた患者のうち成績のいい数人はずっとやめていられる。成績の悪い方の数人は、なかなかやめられない。直ぐに飲んで、「先生また飲んじゃったよう」とやってくる。そしてその中間は、しばらく断酒しているが、スリップして戻ってくる。その断酒していた期間には幅がある。いい方は一年、悪い方は一カ月。そのグループが大多数。イエスじゃないぼくとしては、これくらいが予期していい成績だ。でも、考えてみれば、長く続いている人は、ぼくのおかげで断酒が続いているのではなくて、あの人たち本人が立派なのだ。断酒が全く続かないのは、ぼくが悪いからかどうかは分からない。

ぼくがやったといえるのは、これまで三カ月が最長だった断酒期間を、四カ月に延ばしてやった時だ。あるいはそれを六カ月に延ばした時だ。それは患者との共同作業のようなものだが、この場合には、はっきりと自分が、何か寄与したという手ごたえが感じられた。大切なことは何度失敗しても、挑戦しようと、治療を継続させることではないか。それは治療者と、患者の信頼関係があって可能だ。これまで、閉鎖で閉じ込めてきた間は、この信頼関係は生まれなかった。だが、開放でやり始めてから、それが生まれた。治療を継続する患者が増えた。そして、少しずつ前進する患者も増えた。その方が治癒率などよりずっと重要なのではないか。

そう考えて、ぼくは自分のしていることが、治癒させることを目的としたものではないことに思い当たった。いうならば、自分のやっていることは、記録に挑戦させているスポーツのコーチのような仕事だ。あるいは教育のような仕事だと。

そもそも、アルコール依存は、治癒などという言葉に、なじまない病気なのだ。もし、評価されるのなら、これまで挑戦する気持ちを持たなかった人に、挑戦する気持ちを持たせたことの方だ。記録はこれから伸びていくのだから、記録にこだわるよりは、挑戦する気持ちを持続させることの方に価値があるのだ。だから、治癒だとか治癒率だとかにこだわってきた、昔の精神医学の常識の方が間違いだったのだ。ぼくはそう結論した。

自助組織

意志と意地

読者はぼくの話に戸惑ってはいないだろうか。医者が、医者のよく使う言葉を、ぜんぜん使っていないからである。医者の間の用語は相手を説得するための言葉ではないと気付いたからだ。たとえば会社の人事課を説得しようとするなら、相手の分かる、つまり常識で分かる言葉を使わねばならない。それが攻めの姿勢だ。もし医者の言葉を使ったら、それは素人に分からない言葉に逃げ込んでいることになる。患者を説得しようとするなら、患者の使っている言葉で語る。あくまでも、これが治療者の攻めの姿勢だ。

それと同時に、ぼくは患者が使う言葉を、自分たちの世界で使っている言葉と、突き合わせながら、正確に理解しようとつとめた。

たとえば、意志という言葉は精神科ではよく使われる。患者も日常で使う。ところが、患者がよく使う意地という言葉が、精神科の語彙にはない。意地は意志と同じことを、違う言葉で表現したものだろうか。いや、意地と意志とははっきり違う。患者は、意志という言葉を知らないわけではない。抗酒剤をのみたくないときは「クスリに頼らず、自分の意志で酒をやめて見せます」などという。そのような人ほどスリップする。ところが医者と喧嘩をしたときなど本人が「意地でもやめて見せます」という。そして臨床の場では、意地でやめる人が結構いるのだ。意地は成功させるのだ。

意地とはなんだろう。ある患者がいた。ぼくは退院の時に、職場を変えたらどうか、と助言した。かれは港湾労働者で、船から、はしけに荷を下ろし、さらにはしけから倉庫に荷を積み替える力仕事をしていた。かれらは過酷な労働を、続けるために酒の力を借りていた。倉庫の中は、酒のにおいと、汗のにおいが混ざって、むんむんしていた。そんな環境に戻したら、また、直ぐに酒を飲んでしまうだろう、とぼくは心配した。それで、ぼくは善意で、職業を変えてみたら、と提案した。

かれはがっちりした体つきで、背も高く、仁王さんのような印象を与えた。入院した時、数年前やけどをして三本の指がくっついて曲がってしまったまま放置していた左手を見て、ぼくは整形に紹介して一本一本離れた指に治してもらった。かれ自身は、あきらめていたのだ。費用も、生活保護から医療費を出してもらう手続きをケースワーカーがしてやった。かれはそのケースワーカーとぼくに恩義を感じていた。そのぼくがいうことだ。助言に素直に従うだろうと思った。ところがかれは、仕事は絶対に変えるつもりはないと答え、助言に耳を貸さなかった。

退院の日、「素直に、ぼくの助言に耳を貸さないと、君はまた、直ぐに酒を飲んで戻ってくるぞ。寝間着や洗面道具も持って帰る必要はない。置いていけ」

ぼくもかれの頑固さに腹を立ててしまった。すると、かれの「意地でもやめて見せる」という言葉が出た。「よし、やってみろ」とこちらも返す。

それから一年間、かれは、毎月一度、ぼくの前に現れ、「まだ飲んでません」といっては帰って行った。というよりは、それをぼくにいうために、月に一度、ぼくの前に現れた。忘れもしないが、井上ひさしとの対談を、朝日の有楽町本社の八階のレストランでやっていた時も、かれは現れた。シックなレストランに、突如ゴム草履、作業服姿で現れたかれは、ぼくを個室から呼び出し、「先生、ついに一年になりました。でも、まだ、やめてます。酒は一滴も飲んでません」と大声でいった。いや、地声が大きかったのだろう。ぼくは周りの視線を気にしながら、「分かった、分かった。ぼくが間違っていた。君が、必ず飲んでしまうといったのは、ぼくの間違いだった」とわびた。

だが、同時に、ぼくは、自分のこの失言が、かれの意地を呼び覚まし、結果として、そのおかげで酒を一年間断たせることができたことが分かった。そして、「意志ではなく意地」だ、と思った。意地でやめる場合もあることをはっきりと認識した。かれは、すぐそのあとでスリップして酒を飲んでしまう。奥さんが、こっそりと相談しに来た。そのとき、ぼくは「放っておけ。ぼくが何かをいうよりも、この一年の断酒が、自信のようなものをかれに与えているから、一人で必ず立直る」といった。そういう手ごたえを感じていたからだ。それを奥さんから間接的にいわせたことになる。かれは予測した通り立直り、それから、肩の力が抜けたといっていた。かれは横浜で自助グループを立ち上げ、そこで指導者となるが、自分の体験談をみなに話しては「意志より、意地です」といい続けた。「意地の一年」は、かれにとって大きな財産となったわけだ。

意志は目的に向かって示される。意地は、だれか生身の人間に相対して示される対抗心のようなものが、基礎になっている。臨床のような人間と人間のあいだで展開される場で存在感があるのは意地だ。意志は裁判で、殺す意志があったかないか、問われるときに使われる言葉だ。法律の言葉で医療の現場には馴染まない。

自助組織とは常識でつながる

ぼくと、日本の自助組織との出会いは、全断連会長松村春繁の久里浜訪問によって始まる。そのことは、繰り返し、本の中でも書いてきた。ぼくは、そのころ、膨れ上がる患者の数に、戸惑っていたところだ。日本初めてという宣伝のおかげで、全国から患者が集まり、退院者が外来に押し寄せ、昼食も満足な時間にとれないありさまだった。これでは患者の名前も顔も覚えきれない。個人面接は悪名高い三分間診療になった。そこで主に座談会形式で患者と集団で会うことにした。

松村氏と会って、自助組織の活動を知ると、アルコール依存対策を全体的に見れば、自助組織の力を借りる必要性があることを直観した。むしろ、専門医の数の少なさを考えれば、自助組織が、この問題解決の主体にならねばならないと考えるようになった。少なく見積もっても百万という患者の数と、せいぜい一〇人程度の当時の専門医の数を比較すれば、とうてい医療機関だけで解決できる問題ではないことが分かった。

自助組織が主体となった場合、医者はサポートする立場になる。自助組織が主体になるということは、常識が重要な役割を果たすということだ。

その時に必要になるのは何か。言葉だ。分かりやすい言葉で、語ることだと考えた。患者は往々にして、聞きかじりの医者言葉（医学用語）を使いたがるが、その場合、間違って使われることが、どうしても多くなる。それを避けるためには、医者自身が、医者言葉を使わないと心に決める方がいい。ぼくは、同僚の医者にも、臨床心理士にも、ソーシャルワーカーにも、いわゆる専門用語は使わないことにしようと、提案した。そして自分がいい出したことであるので、まず自分が実践して見せた。

癖と嗜癖

そういうわけで、ぼくが意識して避けた言葉が前にも触れた「嗜癖」だ。ぼくはこの言葉を意識して使わなかった。同業者がみな使っていても、この言葉は避けた。字が難しくて書けないという理由もあるが、「癖」という言葉で十分と考えたからだ。英語のアディクションという言葉も使わなかった。ハビットで十分だと考えた。その代り、人間がいかに「癖」について知らないか、を自覚すべきだと考えた。

たとえば、医者の中に「閉鎖病棟で、三カ月アルコール抜きで過ごさせたから、少しは断酒の癖がついただろう」などという人がいた。閉鎖病棟への入院を正当化しようとすればそう考えるのは当然かもしれない。だが、何かを「する」癖はあっても、「しない」癖などないのだ。「飲む」ことは癖になっても、「飲まない」ことは癖にならない。鼻の頭を掻く癖はあっても、鼻の頭を掻かないのは、掻かない癖があるからではない。瞬きする癖はついても、瞬きしない癖などない。酒を飲まないのが癖になるなら、二〇歳まで飲まなかった日本人が、二〇歳からどんどん飲む癖がついていくのはなぜか。そう考えれば、自分の矛盾に気が付くはずだ。

癖というのはすぐにつく。逆に癖を治すのは難しい。なぜか。人間はあらゆるものを癖にしていく性質があるからだ。引っ越しして新しい生活を始めても、通勤の道は直ぐに決まってしまう。買い物に行く店も決まってしまう。そういう癖がつくのだ。習慣になるといってもいい。電車の何両目に乗るかも決まってしまう。癖にした方が、精神的エネルギーの節約になるからだ。癖になれば、考えるエネルギーはあまりいらない。だからすぐ癖になる。

これが集団でも起こる。それが文化と呼ばれるものだ。伝統と呼ばれることもある。これがぼくの文化の定義だ。ちょっと脱線。でも、覚えておいて欲しい。

嗜癖などという言葉は、アルコール依存を専門にするようになってから使うのをやめた。最近は、社会はタバコにも厳しい目を向けるようになったが、酒タバコと、いつもペアにして呼ぶ割には、かつてはアルコールとタバコでは、社会の取る態度にも温度差があった。タバコ中毒とかタバコ依存は最近まで病気として治療の対象にならなかった。

ぼくがタバコを喫い始めたのは大学卒業後で、その一〇年後、アルコール依存の治療を受け持つようになるころには、かなりのヘビースモーカーになっていた。日に六〇本か七〇本喫っていた。おれはニコチン中毒だ、といっても、それは冗談としか受け取られなかった。それに対し、酒の方は全く飲めなかった。リキュールの使われた洋菓子を食べても、顔が赤くなるほど弱かった。いわゆる酒の分解酵素が不足した人間だった。

ぼくが禁煙をしようとしたのは、決して病気と自覚したからではない。患者から挑戦を受けたからだ。

アルコール依存治療の専門医になってから、患者に「先生は酒がお好きですか」としばしば聞かれた。「実は酒が飲めない体質だ」と白状すると、「酒の飲めない先生に酒飲みの気持ちが分かりますすか」と患者にからかわれた。

ある日、患者の一人が、「先生がタバコをやめるなら、わたしも酒をやめていい」と挑戦してきた。ぼくは受けて立った。

それからの一年（一年やめるという約束だった）ぼくは、時たま喫いたいという欲求を覚えた。だが、患者に負けられない。意地である。ぼくが先に喫ったら、患者に酒を飲む絶好の口実を与えてしまう。

結果は、患者が先に飲んだ。ぼくのメンツは守られた。ぼくはニコチン中毒の治療をしていたわけではない。患者と賭けをして喫わなかっただけだ。ところが患者が飲み始めた翌日に、ぼくもタバコを喫い始めた。自分では、患者の敗北感を少し薄めてやるつもりだった。だから、みなの前で一本喫ってやめるつもりだった。だが、そうはいかなかった。一本でやめるつもりが、前のように、日に七〇本のペースに戻るまで時間はかからなかった。

それから何度も禁煙に挑戦する。今は五回目の禁煙が続いている。三〇年以上タバコを喫っていない。だが、その経験からタバコもアルコールと全く変わらないことをしみじみと理解した。断酒の継続がいかに難しいかを、タバコをやめる体験をして、理解した。数カ月やめていても、人に勧められて、一本ぐらいはいいだろう、と喫うと、見事に崩れてしまって、また喫い続けになる。一杯ぐらいいいだろうと酒を飲んでスリップするアルコール依存と全く同じだった。五回試みて、五回目から、ようやくやめ続けることに成功した。ぼくの場合、禁煙は挑戦だった。断酒も同じように考えればいいではないか。ぼくはその体験から、素直にそう思うようになった。

第三者がそのぼくを見て、治癒しているかどうか、を考えているところを想像した。それが恐ろしく無意味なことに思えた。ぼくは、挑戦していただけだった。そして最後に成功した。成功したことも最初のうちは分からなかった。前回の記録を抜いた。この記録は、どこまで伸びるか。そう思っていただけだ。気が付いたら一〇年を超えていた。そして二〇年たった。これを成功したといえるのかな、いってもいいだろうな。それくらいにしか思っていない。

その経験から、断酒の場合を考えた。断酒しているのは、治癒した結果ではない。一日一日努力して、断酒の記録を伸ばしているだけだ。しかし、ぼくたち医者は、断酒が三カ月で途絶えると、まだ治っていない、と考えていた。そう考えるより、断酒は難しいことだと素直に思えばよかったのだ。難しいからできないだけだ。それで途中で挫折するのだ。何遍も挫折してあたりまえなのだ。天才的な人間なら、一回で成功するだろう。それはむしろ稀で、普通の人間なら、数回挫折するくらいあたりまえだ。問題は本人が挑戦の意識を持ち続けるか否かだ。挑戦の意識を全く持たない場合、一日だって断酒できないだろう。

常識的に考える

繰り返しになるが、こうした結果が、酒をやめるところに追い込まれた人間がアルコール依存だ、という定義になった。酒がやめられないのが病気だと考えなくなった。飲み続けてきて、家族を苦しめるような飲酒をすること、仕事が続けられないような飲み方をすること、幻覚が出てくるところまで飲んでしまったこと。それで酒をやめねばならぬところに追い込まれる。それが病気なのだ。

だが、酒をやめ、やめ続けるのは難しい。しかし、人間として、何度でも挑戦して、この難しいことを、何とかして達成しなければならない。そういう認識を持たせることが一番大切で、一回で成功したか、五回目に成功したかは大したことではない。常識ではそうだ。

断酒の継続ができないことが病気だと思っていた時代は、意志が弱いからできないのだ、とか、無意識に原因があるのだとか、そちらが重視されていた。そして、自分たちが挑戦の気持ちをなえさせるようなことをいってきたことを反省しなかった。たとえば三カ月でスリップした患者をみて、「たったの三カ月か、だらしない。意志が弱い。一年もやめている仲間がいるぞ」などといっていたのだ。これでは挑戦の気持ちの芽を摘んでしまう。「この前は三日だったな。三日しか断酒できなかった人間が、ひとまず三カ月断酒できたのか。三日の三〇倍じゃないか」と褒めて、自信をつけさせるべきだったのだ。ぼくは挑戦だと、見方を変えることで、患者を褒めることができるようになった。

常識と偏見

ぼくは、常識について意識して考えるようになった時、アインシュタインの「常識とは、一八歳までに作り上げる偏見のコレクションである」という定義に出会った。この定義は、ぼくに役立つ定義だった。最高に役立つ定義だった。そのことは前にも述べた。常識を重視しつつも、常識は偏見に過ぎないという、謙虚さが必要だ。そこから、間違った常識の訂正が可能になる。

たとえば、もう一〇回も二〇回も入退院を繰り返している患者を見ると、治る意志があるのかと、疑ってしまう。やめるつもりなどないのだろう、と決めつけてしまいがちだ。それは結果で、決めつけているので、本人を観察して判断しているのではない。断酒会の人たちと付き合っているうちに、かれらに一〇回以上も精神病院に入院した人が多いことを知った。かれらは、それを自分の武器にするようになっていた。「そのぼくが、今、こうしてやめていられるのだ。あんたがやめられないはずがない」これは大いに、説得力のあるセリフだった。

観察する

ある日、病院の断酒会例会に、したたかに酔っ払った患者が現れた。かれはかなり名の知られた画家であった。その前にかれの奥さんだけが来て、ぼくに相談し、ぼくは患者さんを例会に出席させるように助言した。かれが例会に出てきたのは、その時が初めてである。

かれは司会者に紹介されると、

「ぼくは、酒をやめるつもりは全然ない。ここに来たのは、家内が、うるさくいけというからだ。けさも家内がタクシーを呼んで、運転手に金を持たせて、この病院に連れて行けという。それで連れてこられた」

かれは、そういった。

するとそれを聞いて、これまで刑務所と病院を行き来する生活を一〇年間送ってきたが、断酒会に入って断酒を始めたばかり、という会員がキレた。

「ここは、真剣に酒をやめるつもりの人間の集まりだ。断酒する気持ちがない人間の来るところではない。帰れ、帰れ」

と強い口調で言った。画家の言葉が、不真面目に聞こえたのだろう。

売り言葉と買い言葉だ。

「おお、帰るとも、だれがこんなところに来るものか。初めからおれは来るつもりなんかなかった」

画家はそういって出ていってしまった。

ぼくは、結果として追い返してしまった言葉を口にした患者に、いった。

「あの患者さんは、本当に酒をやめる気がないと思うかね。それなら、なぜ病院まで来た。そこで開かれている断酒会の例会に、なぜ出席したか考えてみよう。君が同じ立場にあったとしよう。病院までタクシーに乗り続けるかね。家から見えないところまで来たら、《運転手さん、ここでいい。下ろして》といって、おつりをもらって、自動販売機で酒を買い、そこで飲んでしまい、病院まで来なかったのではないかね。やめるつもりはないと、強がりをいったが、本人も少しは断酒会に興味を持っていたからこそ、病院までタクシーで来たのじゃないか。そして、断酒会とは、どんなことをやっている団体か、好奇心があったから、のぞく気になって出席した」

「そういわれれば、ぼくだったら、途中で降りて、おつりを持って酒屋に直行していたかもしれない。不真面目なやつ、と感情的になったから、向こうのその気持ちが分からなくなってしまったのですね」

ぼくの言葉は常識を一つも出ていない。しかし、みなはその後、かれが戻ってきたら、迎え入れようという気持ちになった。これが、常識療法の一例だ。

治癒はないが成長はある

多くの患者が、途中でまた飲み始め、再入院したり、外来で再断酒したりしている中で、一年間断酒を続け、さらに次の二年間も断酒が続く患者がいる。その患者が治ったと呼べるかどうか。

ぼくは治癒という言葉を用いるのをやめたといった。ではその代りの言葉は何だったろう。ぼくは患者と話をしながら、「この患者は何かをつかんだな」と感じることがあった。それを常識的に「成長」と呼んだ。「治癒」ではない、「成長」だ。

正常に戻ったのではない。成長したのだ。その何かをつかんだ一例を紹介しよう。

退院してから最初の二年間、三カ月すると、また飲んじゃった、と戻ってくる患者さんがいた。魚屋さんの一人息子で、家業を継いでいた。
四、五回再入院した後、この人が突然、人が変わったように、ピタッと酒をやめ、周りからも大いに信頼されるようになった。もともと断酒会には加わっていた。それでもスリップの繰り返しだったのだ。
ある日、かれは、近所の東大出の青年のアルコール依存患者を連れてきた。連れてきたのは東大卒、かれは小卒の魚屋さんだ。対照的だった。かれに、ぼくは質問した。

「なんで急に、断酒が続くようになったのだね」

「母親にいわれた一言がきっかけだろうと思います」

「どんなことをいわれたのだね。聞かせてもらえない？」

「母とわたしは三十離れているのです。ぼくは母が三〇の時の子どもなんです。その母が去年七〇になりました。そしてその誕生日の日に、さりげなく、ぼくにいったのです。《おまえ、わたしの年になるまでに、まだ三〇年あると思っているだろう》と。《思っている》と答えましたよ。実際に、そう思っていましたからね。ところが母がいったのです。《わたしもそう思っていた。だけど七〇になって、突然、悟ったのだよ。三十年前の一日と七〇になる前の一日が、なんと違うことか》、とね。なんだか分からないが、その言葉がズキンときたのです。今日の日は二度と帰らないと思った。そして今日一日のことだけ考えるようにしようと思ったのです」

気が付いたら二年も断酒が続いているというのだった。

難しい説明は要らない。だれにも常識で、かれのこころの変化が分かるだろう。かれは成長したのだ。

自分がしっかりする

もう一つ例をあげよう。

かれは大工の棟梁で、あちこちの病院を出たり入ったりしていた。最後に入ったのが東大の精神科で、しかも有名な内村教授に治療してもらったという。かれは自慢気にこう語った。

「あの先生は日本一でしょう」

ぼくは頷いた。当時では、学会でもっとも尊敬されていた大先生である。ぼくにとっては雲の上の存在だった。

「その先生に診てもらっても治らなかったようだね」

「ま、そういうところで」

「それなら、わざわざ入院することもなかろう。あの先生に治せなかった病気を、若造のぼくが治せるとは思われないからね」

「それなら、わたしはどうしたらいいので」

「そんなことは自分で考えなさい。治らないことが分かったのなら、だれにも迷惑がかからない無人島のようなところに行って、好きなだけ酒を飲んで早く死ぬというのも一つの手だな」

ぼくはそんな無責任な放言をした。今、こんなことを患者にいったら、新聞や雑誌で叩かれるかもしれない。当時は、許されていたことだが。

ともかくかれは、自分から入院させてくれと頼み、三カ月して退院すると、その後ずっと飲まなかった。東大教授のしかも内村先生が治せなかったという患者が、世の中の言葉でいえば「治った」のである。ぼくは、もう退院して一年になろうとするころ、病院に来たかれに尋ねた。

「もう一年も酒をやめている？　この病院の治療のどこがよかったのかね。それを是非聞かせて欲しいな」

するとにっこりして答えたのだ。

「先生のおかげです。内村先生の時には、何しろ相手は日本一の先生ですから、この先生のいうことは何でも聞こうと思っていた。しかし、ダメだった。しかし、先生に会って分かったのです」

「何が分かった」

「自分がしっかりしなければだめだと」

ぼくは、よほど頼りなげな若い医者に見えたのだろう。日本一の大教授に診てもらった直後に、当時のぼくを見れば、無理もないことだ。だが、それが、数カ月断酒するとスリップするという繰り返しを、ピタッと断ち切るきっかけになったのだから、ちょっとピエロ的な役どころだが、かれには役立ったことに満足しよう。

かれのその時の心境の変化を、心理学的な専門用語を用いていろいろ説明することもできるだろう。だが、かれの言葉を直に聞いて分かるのだから、ぼくはそんなコメントは必要ないと考える。かれは、その時、何かをつかんだのだ。ぼくはそれを、こころの成長があった、と呼ぶのだ。かれは、これは医者に直してもらうような病気ではない。自分が治療の主体なのだ、と悟ったのだろう。

常識療法は、こうした治療者と患者の会話からなっているのだから、特別な教育や講習を受けなければ、できないということはない。断酒会の人たちが、いつでもどこでも、応用の可能な療法だ。

開放病棟を常識的に見れば

これまで、三人以上集めるな、といわれていた患者が、四〇人も集まったのに、脱院もなく、ほとんど問題が起きなかったのはなぜだろう。ぼくは結果から考えていった。「三人以上集めてはいけない」のが、古い常識なら、「おなじアルコール依存だけを四〇人集めろ」が、新しい常識となったわけだ。そればかりでなく、通院も長く続けるものが増え、断酒継続の期間もそれに伴って伸びていった。こんなに簡単に、スムーズに事が運ぼうとは予期していなかった。ともかく、結果が先に出て、なぜそれがよかったのかは、あとから考えることだったのだ。

常識で考えれば、すぐに分かることだった。閉鎖病棟に閉じ込めておいて、断酒の期間が延びても、飲みたくても飲めなかったからであって、自分の努力でやめたのではない。退院させるときには、こんなところに閉じ込められていたおかげで、好きな酒を飲めなかった。退院だ。出たら、まずは一杯だ。という気持ちで家に帰る。閉鎖病棟に入院していた患者が、直ぐに酒を飲んで、元に戻っても不思議はない。だが、開放病棟で飲まなかった人たちはどうだろう。飲もうと思えば飲めた。自由だったし、お金も持っていた。だが入院中飲めるのに飲まなかった。飲めなかったのではなく、飲まなかったのだ。

入院中と退院後とは、条件はほとんど変わらない。患者は、病院の中でもできたのだから家に戻っても同じ条件だ。できないはずはないと思う。

入院中、自由で、お金も持っていて飲まなかったのはなぜか。いろいろあろうが、一つは自分一人でなかったことが大きい。ここで四〇人集めたのが正解だったことになる。みなもやっているのだから、自分にやれないことはあるまい。そう考えるのだろう。あるいはぼくたちのことを考えていてくれるのかもしれない。信頼してくれている先生に悪いなとか。ともかくそれがブレーキになる。こうして三カ月して家に戻ったとき、出たら一杯飲んでやろうとは思わない。家に帰っても、病院にいても同じ条件だ。条件が特別に変わるわけではない。

そして、

「今度の入院は、これまでとは違っているようだね。父ちゃん、今回は本当にお酒をやめるつもりになっているのかな」

などという家族のささやきを聞いてしまうと、ここで飲むわけにはいかないな、という気になる。そう思うことが、今日一日は飲まずに我慢する気持ちにつながり、それが好結果を生むのだ。これまでは疑われてきた。その自分が信頼され、そして家族が喜んでくれる。それが前回までの入院との違いだ。大きな違いはない。だが、小さな違いがあって、それが、プラスの方に働くのだ。

分析医との論争

ぼくに、初めて、自分たちのしてきたことを考えてみる余裕ができたころだった。大学の医局の同僚で、精神分析医と対話した。

かれはぼくたちのやっていることは、アルコール依存の根本治療ではないと批判した。ぼくは根本治療とは何か、と問う。アルコール依存の患者が来たら、その原因を突き止め、その原因を取り去ることだ。必ず心理的な原因が、病的な飲酒の裏にあるはずだ。それを放っておいて、ただ断酒の努力をさせるだけの治療は、対症療法に過ぎず、根本治療ではない。かれはそう断じた。

ぼくは、自分たちのやっていることが対症療法であることを認めた。そして答えた。

「根本治療は理想だが、原因を見つけ、それを取り去るために、精神分析はどれくらいの時間をかける？　患者は治るため、どれくらいの年月をかけねばならないか」

「それは直ぐではない。長くかかる。数年、あるいはもっとかかるかもしれない。しかし、精神科医が本来目指すべき医療だ」

「その間、患者に酒を飲み続けさせるのか」

「治ればとまるし、病的な飲み方をしない。正常な飲み方ができるようになる」

「じゃあ、暴力を振るわれている家族に、それまで待てというのか。壊れかけている肝臓に、それまで待てというのか。失いかけている職を、完全に失わせてもいい、というのか。それにこの病気の潜在的な病人の数は百万の単位なのだ。分析で一人一人治療するのに充分の数の分析医がいるというのか。どっちみち患者の大部分は根本治療なるものを受けられないで、放っておかれる」

「君のやっていることは、医者のやるべき仕事からの逸脱だ。患者や家族の面倒をそこまで診るのは、やり過ぎだ」

「ぼくは医者として、家族が犠牲になるのを放っておけない。本人の人生が家族を巻き込んで破滅に向かうのを放ってはおけない」

かれとのそうしたやり取りが、ぼくに自分たちのやっていることの本質を見せてくれたような気がした。

アルコーリズムは個人の病気というよりは、社会的災害という段階に達している。これは個人の特殊なケースの問題ではなく、酒が自由に飲めるようになったために生まれた社会問題なのだ。ごく普通の人間が、巻き込まれていく災害だ。その問題の底にあるのが、ごく普通の人間が、あたりまえだと思っているところにある間違いだ。患者にその間違いを指摘し、考え方を改めさせる。それが社会精神医学という選択だと思った。個人の精神医学で対応できない問題には、ぼくたちのように、社会的に常識で対応する治療が必要なのだと。

節酒と断酒の選択

たとえば、間違った常識が、回復を阻む。

断酒をしろというと、断酒は難しい。節酒ならできます、と本人がいう。

お前は二合でやめておけばいい酒だ。三合飲むからいけない。というお説教をする人がいる。これが世の中の常識だ。これが患者の回復を遅らせてきた、とぼくはいう。一杯目を飲んで、酔いが回り、少しブレーキがかけ難くなる。二杯でやめておけばいいだろうと、二杯目を飲む。二杯目でさらにブレーキは甘くなる。必然的に三杯目を飲む確率は高まる。一番の安全は一杯目を飲まないことだ。

車を運転して山道を走る。ところどころに路肩注意の標識がある。それをみたら、あそこまで安全だと車を標識に近づけるだろうか。ぼくたちは、危険を避けて、精一杯山側を通ろうとするだろう。二杯目でやめておこうというのは、標識ぎりぎりまでタイヤを寄せるということだ。自動車の場合は、安全のためそのように行動するが、お酒の場合は、同じように行動できない。こういう常識の間違いによって、どれだけの人間が回復を遅らせているか分からない。

意志のない人が

よく「この人にはお酒をやめる意志なんて全くない」と決めつけられていた患者が退院してから、ずっと断酒を継続していると、決めつけていた家族は、「奇跡だ」という。奇跡などそんなにあるはずがないのだ。家族から見ると、治療者が奇跡を起こしたことにする方が、自分の決めつけの過ちを認めないで済むからだ。

一〇回スリップした患者を見ると、意志がないと決めつけたくなるが、実は、やめようという意志が見えなかっただけだ。

ぼくはこう説明した。こころの中には天秤（バランス）があって、一方の皿には飲みたいという欲望が入っている。他方の皿には、また飲んだら、家内に逃げられる。会社も、今度は首だろう。だから飲むまいという気持ちが入っている。51が飲みたいで、やめておこうが49でも、結果は飲む方に傾く。それが一〇回続くと、やめておこうの皿に何も入っていない、ゼロであると考えてしまう。それはそういう構造がこころの中にあることが見えないからだ。一〇回目までに、だんだん追い詰められてきたある日、よい仲間に恵まれれば、飲みたいの皿から、1をとり、やめようの皿に1が加わった形になる。すると、右にも左にも傾かなくなる。それは、わずかのことだから目に見えない。しかし結果ははっきり見える。だから、奇跡と思われたのだ。それを意志の構造といってもいい。小さな子どもは、欲しいものがあると、あくまでも欲しがる。あれは意志が強いのか。そうではない。まだ幼くて、お金がなければ買えないことも分からない。やめておこうの方の皿に何も入っていないのだ。欲しいという皿だけに気持ちが入っている。ところが成長するにしたがって、知恵がつくようになる。買ってやりたいけどやれない、親の困惑が分かるようになれば、反対の皿には、欲しい方の皿の何倍も、わがままいって親を困らせない気持ちが入ることになる。分析の人が親の禁止からくる抑圧という概念しか持たないのは残念だ。天秤（バランス）を考えれば、抑圧ではなく、抑制というブレーキが分かるだろう。人間関係に関する知識が増えていけば、それが抑制に働き、抑制が強すぎて、何もできなくなってしまう場合さえ出てくる。ぼくは、心理学で習った病的なアンビバレンスを、臨床を経験しながら、ぼく流に、このように生理的な機能に訂正してきた。

常識を考える

常識はいかに形成されるか

このあたりで、ぼくが常識をどのように考えるようになったか、を語ろう。アルコール依存の治療を手がけてから一〇年ほど経ったころから、常識とか文化とかを考えるようになった。

まず常識の形成だ。常識は人間が大人になるまでに、シャワーのように降りそそぐ情報を集めて、次第に脳内に形作られていく。脳をハードとしたら、常識はソフトだ。だから、どうしても、自分のいる場所の情報が中心にでき上がる。その常識を歴史の中でとらえてみた。ぼくの祖父母の時代、日本の農村は非常に閉鎖的だった。狭い、自己中心的な常識ができ上がっていた。ぼくの祖父母の時代にはたくさんの迷信があった。中でも有名なのが、キツネ憑きの原因となった、キツネの超能力の信仰だ。人間は、しばしばキツネに化かされる、と信じられていた。これと対をなしていたのが、キツネツキという、精神障害だ。

子どもたちが義務教育を受け、キツネに化かされるなどということはない、と学校で教わり、キツネの超能力など迷信だ、ということが常識になるにつれ、キツネツキも消えた。また祖母たちは酒を飲ませてもらえなかった。女が酒を飲むのははしたないと思われ、離縁されかねなかった。当然、アルコール依存にはならなかった。女は酒を飲まない、が常識だったのだ。

だが、戦後、男女平等が宣言されて、常識が変わり、女性の飲酒は特に問題にされなくなる。すると、女性のアルコール依存も増加することになる。

祖母たちは新潟で生まれ、新潟で死んだ。ほとんど移動しなかった。当然、新潟の中、しかも自分たちの村の常識しかなかった。

その子どもたちであるぼくの両親は、最低の義務教育を受けただけだ。それだけでも、迷信を受け付けまいとするようになった。教育ばかりではない。新聞や雑誌というメディアを通して、知識を集める。大人になるにつれて、より広いところから、情報を入れることで、常識は深みと広さを増していく。常識とは、共通知識にもとづく判断と考えられるから、持っている世界、あるいは属している世界の狭い人間は、直ぐに決めつけやすいが、広い世界を知っているものは、世界の多様性を知っている分、寛容になれる。

アルコール依存の患者は、理解のないローカルの常識で、判断され対応されてきた。だから、アルコール依存は一杯飲んでも逆戻りするという知識のない人は、「一杯ぐらいはいいだろう。おれの注いだ酒を飲めないのか」と病院から戻ってきたばかりのアルコール依存の人に、無理に酒を強要する。一杯飲むと、それがアルコール依存をスリップさせることを常識として知っている社会なら、無理に酒を勧めることはない。

断酒の時に、自助グループに入ると、そのグループというローカルな常識で守られる。自分のこれまでの周りの社会は差別的だったが、たくさんの仲間を持つことで、そこの常識を共有し、劣等感からも救われることになる。支えあいと、少しばかりの競争意識が、バランス秤の飲みたいと反対の皿に飲むまいという気持ちを入れることになる。そして抑制の作用を強めるのだ。断酒会やＡＡのような自助グループの中でなら、断酒がやりやすいのは、同じ常識を共有している仲間の存在が、孤立感から救ってくれるのだ。逆に、一人で、会社その他の組織の中にいて断酒するものは、どうしても、孤立せざるをえない。それだけ飲ませようという大きな圧力にさらされるのだ。常識というもののの構造を考えるうちに、治療を阻んできた社会の姿がそのように見えてきた。

正常よりも成長という考えに

こうして、ぼくは、入院は開放で、退院後は長期間通院させることで、アルコール依存の患者と長く付き合うようになった。患者を捕まえて鍵のかかる病棟に閉じ込めていた時には、そのような長い付き合いは生まれなかった。閉鎖の時代では、病院が嫌われ、恐れられていたから、通院を続ける者は少なかった。しかし、開放で治療するようになってから、患者と長く付き合うようになった。そして、長く付き合ったからこそ、社会的に回復を果たす過程で、成長していく姿を見ることができた。常識が広がり、視野を広めていることが見えた。飲まないでいる一日という点では同じでも、一〇年断酒した後の一日と、これから一〇年断酒するという一日を比べれば、はっきりと違っていた。指導者に推されるものは、驚くほど深い洞察のできる人間に変わったものが多かった。自分に対しては厳しいが、他人に対しては寛容な人間になっていた。つまり常識的な意味での成長である。

同じように家族も成長を示していた。家族はもともと病気とはいえない。だが、成長してみると、自分もまた病的であった、自分が患者の病気に対してマイナスな存在であったという自覚が生まれる。家族を異常というわけにはいかない。正常、異常という分け方をすれば、患者は異常であり、家族は正常であろう。だが、成長という考えから見たら、患者も家族も、ともに、自分たちが未熟だったという実感を分かち合えるようになる。

アルコール依存で長く断酒し、断酒会で会長をしていた人がいる。すでにみなから尊敬を集めるような先輩になっていたある日のことである。

奥さん、なにか一言と司会者から指名された。すると、この奥さんが「主人は昨日お酒を飲んで全く昔のような状態になった」と話し始めた。皆が驚いて本人の顔を見る。かれは突然の身に覚えのない話に、狼狽し赤くなった。そしてなんでこんなうその話をするのか、と遮って話をやめさせようかと思った。だが、話は、「一滴でも飲むと昔のようになってしまう。と悲しんで泣いたら、目が覚めた。夢でよかった」という落ちで、みなを笑わせて目出度く終わった。笑えなかったのは話がそこまで行って終わるまで、奥さんを睨みつけていた本人である。

ミーティングの帰り道、かれは奥さんをなじった。

「そんな夢を見るようなら、お前は、昔の俺をやっぱり許してくれていないのだな」

だが、奥さんは静かな口調で答えた。

「許しているわよ。あなたは本当に立派になった。もう大丈夫だと思う。信じられる。こんなに平和な生活を取り戻させてくれたあなたを許している。あなたに感謝している。でも、人間って、許すことはできるけど、忘れることはできないのね」

かれの怒りは静まり、なるほど、自分はそれほど深いこころの傷をおわせていたのか、と悟った。こんなに深い洞察を、家族が持つようになったのだ。亭主の方も、妻の言葉の深さに驚いた。それに感動した本人も、ここでまた、ひとまわり大きく成長を遂げたにちがいない。

常識療法では、治癒はない。その代り成長がある。それは常識の成長でもあるから、治療者と患者が、共有できる。この話を聞いて、ぼくも成長した。「許すことはできるが、忘れることはできない」は、フロイトにも聞かせてあげたい言葉だ。

クスリの拒否に対して

抗酒剤をのませたいが、のんでくれない患者に、どう対応したか。最初の半年から一年間は、抗酒剤を素直に毎日のんでくれたら、こちらも安心だ。だが、処方しようとすると、患者の抵抗に出会う。

「そんなもののまなくても大丈夫です。ぼくは酒を飲みませんから」

患者は不満そうにいう。おそらく、自分が、治療者に信頼されていない、と思うのだろう。確かに、ちょっぴり危なっかしい感じがするので、抗酒剤を勧めるのだ。だが、信じているといえば、じゃあ、なぜクスリを無理強いするかと反論される。

ぼくは、よく鬼に金棒のたとえを使った。

「信じていないわけではない。十分信じている。君は必ず断酒できると思う。しかし、鬼は金棒なしでも十分に強いけど、金棒を持っていたらもっと強い。きみは十分に強い。信用している。でも抗酒剤という金棒を持たせたら、もっと強いだろうと思うのだ」

断酒会に入会を勧めるときも、このたとえは有効だった。しばしば、患者は「そんな会に入らなくとも、自分一人でやめて見せます」という。そのときも「そうだろう。そんな会は必要ないかもしれない。しかし、その君が、断酒会に入れば、鬼に金棒だよ」というのだ。鬼に金棒は常識なのだ。

もう一つは、かれの目を自分から外側に向けさせるように説得するのだ。

「このクスリは君のために出すのではない。君は、こんなクスリの力を借りなくても、立派に断酒できるだろう。だがね、家族はどうだ。出かけるときに、この薬をのんで出かけると安心するのではないかね。何しろこれまで長い間、心配する癖がついている。今回は大丈夫だ、もうお酒は飲まないだろうと、信頼していても、姿が見えなくなると、もしかして、また飲んでしまうのではないか、と心配してしまう。その家族に、ほら、のむよと、のむところを見せてやれば、家族は夜まで安心だ。あなたが家に帰ってくるまで、安心して、何でもやれる。ところが心配だと、何も手につかないのだよ。だから、家族のために、このクスリをのんでやってくれないか」

というと、それなら、妻のためにのみましょう、といってくれる。家族の前で、クスリをのむところを見せて出かける。こうすれば、抗酒剤をチャンとのんでくれる。

だが、こうして家族のために、と思ってのんでいたクスリのおかげで、救われることもあるのだ。世の中には、強引に飲ませようとする人がいて、危なく一杯飲まされる危険に出会う。そのとき、家族のためにのんできたクスリのおかげで「抗酒剤をのんでいるので、お酒は一滴も飲めないのだ」と強引な誘いを断ることができる。

クスリには薬理以外に、のむところを見せて、家族を安心させる、という働きもある。薬理的働きではなく、常識的働きだ。そして家族のためと思ってのんでいたクスリが、思わぬ状況で自分を救ってくれることを体験すると、「情は人の為ならず」という諺を実感し、一回り成長する。

社会的な病気という意味

ぼくはアルコール依存は、精神科の守備範囲の病気の中で、もっとも社会精神医学という考え方に合った病気だと思うようになった。人間社会は、アルコールという物質をつくり、それを消費する文化を作り上げてきた。その文化がマナーという形で消費にブレーキをかけて、乱用を防いできた。その時代は、酒類が希少価値を持っていたので、よほどの金持ちか、権力者でなければ、自由に酒を飲めなかった。だから、大昔にもアルコール依存と判断せざるをえない人物はいたが、みな王様か貴族だった。あるいは大商人だった。だが、人間が自由になり、賃金を稼ぐ労働者が増えると、同時に大資本がお酒を造るようになり、アルコールも安くなり、ほとんどの人間は好きな時に、自分のポケットから出した金で酒を買い、飲めるようになった。もう、集団はマナーの形で乱用を防ぐことができなくなった。その代り、自分自身が、常識で自分を縛るしかなくなった。その常識が、「二杯でやめておけばいい酒なのに、三杯飲んでしまうからいけないのだ」では、乱用を防ぐことはできない。だから、生産が増え、売ろうとして、生産者が消費を煽れば、アルコール依存は増え続けるというわけだ。これが社会的病気でなかったら、社会的病気がなくなってしまう。

もう一度、復習だ。アルコール依存（アルコーリズム）が、病気であると考えられるようになったのは、一八五〇年ごろからだ。震顫譫妄が長年の多量の飲酒によって起こるという発見がそのころにあった。だが、人類は酒というアルコールを含んだ飲料を、知っていたが、乱用されるようになったのは、多量に生産され、商品として売買されるようになってからだ。それ以前は冠婚葬祭のような場合にのみ使われていた。儀礼による縛り、文化による縛りというものがあって、それが個人に乱用させなかった。ところが資本主義的にアルコール飲料が生産されるにつれ、他方で炭坑や工場での資本主義的生産が始まり、農村の崩壊が進んだ。農村から都市や鉱山に流れ込んで労働者になり、賃金で働くようになった。かれらは日銭を手にして、商品として安い酒を買い、自分の意志で飲むことができるようになったわけだ。酒は、勝手に飲めば飲みすぎる傾向が出てくる。一八世紀の末から、泥酔が、次第に社会問題になり始めた。そして、一九世紀の半ばには、アルコールによる中毒が病気として発見されたという流れだ。

新しい個人中心の社会は、個人の自主性を重んじると同時に、行為の自己責任を要求する。個人はそれに応じるように人格的に成長していかねばならない。アルコール依存は、その成長の必要を自覚させるきっかけになった。だから、ある患者たちは、自分は、アルコール依存という病気になってよかったとさえいう。病気にならなかったら、成長の止まったままだったかもしれないというのだ。ま、六〇年代七〇年代の社会的動乱の時代に、ぼくがそのような社会学的な見方を深めていったのは、時代の影響だろう。

常識とは何か

アルコールの臨床に慣れ、気持ちの余裕ができると、ぼくは歴史の中で自分を見つめ直そうとし始めた。常識とは何か。日常的に使われている言葉だが、何時頃から日本にあったか。江戸時代に常識という言葉があったか。と、すじみちを立てて考え始めた。常識は明治に入ってきた外国の考えの一つだ。ペリーが日本に来て、日本人が米国人が使っているコモンセンスという言葉を知ってから、その言葉の訳として創られたものだ。共通判断というような訳もできただろうが、その当時にいた新語作りの天才が、常識という訳語を創った。この訳語が成功だったことは、瞬く間に日本中に広がったことからも分かる。しかし、常識の識が知識の識であったことから、市民があたりまえに持っていなければならない知識という意味合いが強くなる。しかし、英語では、強調されるのはセンス（sense）だ。どちらかといえば判断力が強調されている。

では、ヨーロッパでは、そのコモンセンスという言葉は、何時頃から使われるようになったか。一八世紀中頃からだ。一七一〇年生まれの、トーマス・リードが中心となった哲学的主張だから、一八世紀の中頃、日本でいったら、徳川吉宗の晩年頃といったらよい。イギリスで起こった哲学の一派の主張が常識だった。しかもイギリスといっても、イングランドに対抗意識を持つスコットランドの学派の哲学だ。

哲学そのものは、同時代のヒュームの懐疑的経験論を少し薄めて飲みやすくしたようなものだが、功績といえば、ともかくコモンセンスという言葉を広めたことだ。この言葉を広めて、残りは忘れ去られた。しかし、このコモンセンスという言葉は、ずっと生き続ける。それどころか、理性という哲学用語と平行して世界に広まっていく。

常識は理性と対立する

こうして常識とは何かを考えていくうちに、ぼくは昔は嫌いだった哲学の歴史を復習した。では、コモンセンスの出てくる前は、人間は何を以て判断していたのだろう。理性だ。英語で reason。神を信じている人間は（ほとんど当時のヨーロッパ人のすべてだが）、理性は神が人間に与えたものと考えていた。しかし実際は神を代弁すると称する教会の権威が善悪を決め、一般の人間はその決定に従っていただけだ。あるいは、先祖代々伝えられて来た習慣に従って判断し行動していただけだ。そして理性を失うことが狂気だと考えられていた。

その神の権威が、次第に科学の進歩とともに揺らぎ始める。その科学とともに生まれて来たのがジョン・ロックの経験論だ。神が人間に与えた理性などない。人間は全く白紙で生まれ、人間の持つすべての観念は生後の経験から生まれる、とかれはいいきる。

ロックはまだ常識という言葉を使わない。人間の持っている観念は、すべて経験から生まれたものだと主張した。この主張は、直ぐに、「それなら、どうして個人個人違った経験を持つのに、なぜ善悪とか美醜とか、人間に共通な判断ができるのか」という反論に会う。

そこに登場するのが常識哲学だ。それは「経験が作り上げたか、神がくれたか、分からないけど、人間はみな常識というものを持っている」という。常識を神がくれたか、全部経験から生まれたかは、分からないけど、これからは、とりあえず、人間が今持っている常識という判断力をもとにして議論することにしよう。「2＋2は4」。「自分はある」。「自分の目に見えるものは存在する」。「手に触れるものは存在する」。でいい。数学や幾何学の公理のようなものは説明できなくても信じよう、というわけだ。

かなり大雑把で、いい加減な主張なので、スコットランドという田舎の哲学と馬鹿にされるが、この派の中から、実用的な科学、自然科学ばかりでなく、経済学だとか、政治学だとか、常識をもとにした学問、人文科学が生まれる。この派は常識という言葉を残して立ち去る。この言葉は一時の流行ではなく、時代を超えた日常の言葉として、残り、だれが、どこで、創ったかなど、問題にされず、それこそ常識的に、広く使われるようになる。

常識は意識された内容

ぼくは、常識とは何かを考えることを、先送りにして議論を進めてきた。これこそ常識のやり方なのだ。

フロイトは無意識という言葉を流行らせた。だが、無意識という言葉を印象づけるのに忙しく、意識とは何か、あまり詳しくは定義しなかった。意識は常識的な理解にまかせたのだ。ぼくたちは意識している。意識は精神の覚めた状態だ。これまで比喩的に説明することが難しかったが、パソコンが使われるようになってから、説明が楽になった。パソコンが立ち上げられた状態だ。脳はソフトがなければ、動かない。人間のソフトは外部から情報の形で呼び込まれたもので、どんどん膨らんでいく。整理されながら貯められる。学習とか人生経験とかは、その脳への、データの集積だ。初めは雨あられと降り注ぐ外部からの情報を、ひたすら受け入れるばかりだった人間が、ある時から、情報を自主的に選別するようになる。そこまで来ると、自我を確立したといわれるのだ。

同時に意識とは意識された内容をも意味する。その意識された内容を支えているのが常識だ、とぼくは考えている。

ま、ぼくの新しいところといえば、常識という言葉を、意識と結びつけたところぐらいだろう。でも、そういう見方をすれば、これまで理解できなかったことを意外と易しく理解することができるようになる。

無意識などというドロドロした感じの言葉を使わないでも、意識は層構造になっている。新しい常識の下には古い常識が横たわっている、と説明すれば、エスだとか、超自我だとか、難しい言葉を使うより、素人の人にもよく納得してもらえる。

常識は言葉とともに生まれる

では、常識はどのようにして生まれたか。言葉とともに作られるのだ。ぼくたち日本人は知らず知らずのうちに、日本語が喋れるようになっている。聴覚の不自由な人は、その日本語を、視覚を通して、努力して覚えるという例外はあるが、障害がなければ、ごく自然に言葉が作られ、その言葉を道具として、ぼくたちは言語的に整理された情報の固まりを作り上げ、それが、新しい情報を、自分の目的に応じて、取捨するようになる。この複雑な仕事を、脳は自分を発達させながら、年月こそかけるが、いつの間にかやってのけているのだ。その中で常識という部分が、知らないうちに作られる。だから、日本語なら日本語に、常識が結びついているのは当然だ。

ともかく、言葉と同時に作られ、その中に腰を据えていく。そしてその言葉を通して、常識は新しいものに変身し続ける。

ごく大雑把な説明だが、イメージが描けただろうか。この言葉を、生まれた子どもに作っていく役割の大部分を果たすのが、親であり、親のまわりにある社会だ。親と社会の間にある葛藤も、常識の中に持ち込まれて、当然だ。こうして、常識は、社会の進歩に応じて変化し、古い常識と新しい常識との争いの形で、世代間の争いを内部に取り込む。

こう考えると、治療者は、常識の変化を、一段高いところから眺めることを求められていても当然だと分かる。

常識は相対的

いろんな常識があるのだな、と思えば、どれが正しいか、どれが間違いか、など問題にしないでよくなる。

どちらが狭い基準か、どちらが、広い基準を持っているか、の違いしか問題にならなくなる。患者も常識を持っている。かつて患者は常識を持たない人、常識のない行為をする人と思われてきた。ぼくは、患者と家族と、別々の常識を持っている、双方は、どの点で食い違っているか、を考えるようになった。

よく、説明に用いたのが、過程という考え方だ。たとえば、自分はアルコール依存だと思うか、思わないかと尋ねれば、イエスかノーかの答えになる。アルコール依存を何年もお酒を飲んでいると罹る病気と捉えると、つまり過程と考えると、質問は相対的になる。自分は、その病気になる過程の何処まで来たと思うか、という問いには、八割歩んだ、目的地まで九割のところまで来た、という返事が返ってくる。家族はもう一〇割まで来ていると考える。一〇割か、九割かという相対的な差が、二つの常識の差だということになれば、その差は、受け入れ可能だ。

ぼくは、そういう説得で、自分の病気を自覚させてきた。いわば、常識をちょっぴり変えさせた。

このあたり大分難しくなってきたがぼくのいう常識の治療という意味が少しは分かっただろうか。大げさな名前ではない。

他の精神病も、この常識の病と考えると説明できることがたくさんある。しかし、それは別の機会に語ろう。ここはアルコール依存中心の物語として聞いてもらっておこう。

ぼくが、アルコール依存の臨床を始めたのが一九六四年。それから間もなく青医連運動が導火線になって、学園紛争が爆発する。日本の精神科医療も大揺れに揺れた。

ぼくたちの開放治療は、過激な学生たちが目標に掲げるものと一致していた。ぼくはその実践者としてかれらから一目おかれ、また学生たちから突きあげられている大学教授たちからは、理解の範囲内の存在だった。常識的だったから、どちらからも理解されたのだろう。

ある日、ぼくは当時の学生運動の一方の拠点だった早稲田大学で講演を頼まれた。ぼくは、とにかく学生に常識的に考えて欲しかった。ぼくは平和主義的な人間だったからだ。マルクス・レーニン主義のスローガンのタテカンで埋めつくされた学園で、ぼくは一生で一番気に入っているジョークをとばした。

「ぼくはアルコーリズムが専門です。昔はアルコール中毒と訳され、今ではアルコール依存と訳すことになっています。日本人は器用で同じイズムのついた言葉をさまざまに訳します。マルキシズムはマルクス主義、クリスチャニズムはキリスト教、アルコーリズムは中毒あるいは依存です。でも訳語を統一したらどうでしょう。元は同じイズムなのです。中毒で統一すると、マルキシズムはマルクス中毒、キリスト教はキリスト中毒。依存に統一してみたら、マルクス依存、キリスト依存になる。言葉一つでこれだけ革命的に意味が変わります。新しいものが見えてきます。マルクス依存、マルクス中毒、なかなかでしょう」

会場は大爆笑につつまれた。アインシュタインの常識の定義もジョーク集の中で見つけた。ぼくの常識哲学は、当時学生運動のさなかに笑いを求めて、ジョークを探しまわっていたぼくの、その発見から生まれたといってもいい。

これまで語ったことが、これからの、君の臨床に、役に立って欲しいと思う。臨床では役立って何ぼなのだ。常識はプラグマティックに生まれ、目的もプラグマティックなのだ。議論のための議論は、ぼくたち臨床家には不要だ。

おわりに

さてこの本もそろそろ終わりに近づいてきた。

なだいなだ先生がスーパービジョンで目指したものとは一体何だったのだろう？

知識や技術を教えるということよりも、人間的な成長ではなかったのかとぼくは思う。それはまさに依存症の治療ゴールと同じだったし、対人援助職にとってのゴールでもあった。それこそ先生の人間観そのものだとも言えよう。

医師や看護師、臨床心理士やソーシャルワーカーなど人を援助する職業を総称して対人援助職と呼んでいる。最近では援助という言葉の代りに支援という言葉も多く聞かれるようになったが、対象が変わったわけではない。もともとこうした職業というものは、相互関係の上に成り立つものであり一方的なものではない。「職業選択」という言葉があるように、数多くある職業の中からよりによって対人援助職を選んだということは、それなりの理由があってのことだとぼくは思う。対人援助とはいうものの、結局は自分が助けてほしいからその仕事を選ぶのだ。けっして「偶然」だとは思えない。ぼくの場合も一見「偶然」には見えたが、やはり「必然」だった。

なだいなだ先生もぼくも引きつけられたのはアルコール依存症だった。依存症という治癒しない病気だった。そして治癒しない病気の治療目標を「人間的な成長」に置いた。だから患者も治療者も長い時間をかけてこの病気に取り組まねばならなくなった。「人間的な成長」は短い時間では見えてこないからだ。しかし治癒しないということが大きな恵みになった。なぜなら、自分自身に向き合える時間をたっぷりと与えられることにもなったからだ。

ぼくはソーバーの続かないクライエントにはこう言っている。

「連続ソーバーなんかを狙わずに累積ソーバーで行こう」

連続ソーバーが何十年も続いたのに、スリップした途端ミーティングに行かなくなって命を落とした人を知っていたからだ。もともと「今日一日」のプログラムなのだから長さを競う必要などないのに、偽のプライドが彼の命を奪ったのだろう。もし、酒をやめ始めてから命の火が消えるまでに、何日、しらふの日を持てるかという考えをしていたら、彼は命を落とさずに済んだのではないかと残念に思う。

あらためて《人を助けるということはどういうことなのか》と問われれば、《究極の援助は援助しないことだ』というのが、四〇年以上この仕事を続けてきたぼくの結論だ。つまり「援助」という大義名分で相手の自己解決能力や回復力や復元力を邪魔しないことである。表現を変えれば、援助とは相手の問題解決に手を貸すことではなく、自分がどこまで手出し口出しせずに相手の成長を見守れるかということである。でもそれができるためには、自分のそうした力を信じられねばならない。まさしく相手の問題ではなく、自分自身の問題なのだ。そして「待つこと」がうまくないぼくは、相変わらずこの課題に取り組んでいる。

ぼくはこの本の中で、自分に性の問題があることを書いた。もちろんそれを書くことは勇気のいることだった。しかしぼくの背中を押してくれたものがあった。『アルコホーリクス・アノニマス』第五章に、こう書かれていたのだ。

「さて性について考えてみよう。私たちの多くは、この課題を徹底的に点検する必要があった。（中略）誰にでも性の問題はある。もしなかったら人間とは言えない」

事実、大統領が、有名スポーツ選手が、教育者が、裁判官や警察官が性的な問題を起こしたという事件は後を絶たない。だが、その多くは興味本位で語られるだけで、問題の本質に迫る議論（なぜそれを必要としたのか）にはほとんど至らない。性依存の問題やギャンブル依存の問題も、アルコール依存の問題と同じように「依存症」という視点で見ていけば、理解は可能だし回復も信じられるようになる。性依存症という病気は「ぼくが何者であるか」を知るために神様がくださった贈物だと思っている。そしてぼくの物語が、同じ問題でいまも苦しんでいる仲間へのメッセージになることを願っている。

さて、なだいなだ先生とぼくとの関係について最後にふれて筆を置こうと思う。ぼくが先生の本を最初に読んだのは大学を卒業するころで、その書名は『娘の学校』だった。以来、いつかぼくも先生のような分かりやすい文章を書けるようになりたい。いつか先生のような柔軟なものの見方や考え方ができる臨床家になりたい。そういう望みを抱き続けた。気がつけばぼくの書棚にある先生の本は六〇冊以上にもなっていた。

ぼくは阿野鱒二というペンネームで一九九四年に『My Story』という題名の小冊子を自費出版したが、きっかけは先生の講演会で「自分の物語」を書くといいですよと助言されたことだった。以来何度も何度も「自分の物語」を書きかえてきた。その書きかえ作業を続けることがぼくの成長になるだろうと考えたからだった。だからその作業はぼくにとっての物語療法（ナラティブ・セラピー）だとも言える。

先生には一九九八年に『依存症―三五人の物語』（中央法規出版）で、体験記を書くことの意味を書いていただいたが、一九九九年に『My Story』が新しい装丁になり「私と出会う旅へ」という副題を付けた際にも、「自分の物語」とその意味について書いていただくことができた。同年、今度は先生が『アルコーリズム―社会的人間の病気』（朝日文庫）の解説をぼくに書かせてくださった。こうした延長線上に今回の機会が与えられたのだと思っている。

言うまでもないことだが、ぼくには臨床のうえでも執筆のうえでも先生と肩を並べられるような力はない。それでも今回一緒にこの本を書かせていただきたいと思ったのは、先生の人間観をすぐそばで感じたいと思ったからだった。先生は「アル中」という言葉を好んで使われるが、もちろんそれはアルコール依存症者を蔑んでいるわけではない。それどころか、病気を通して成長してゆく患者さんの姿を見守るまなざしから出ている言葉なのだ。なだいなだファンの中には、たぶんぼくの思いにうなずいてくれる方が大勢いることだろう。中央法規出版の澤誠二さんもその一人だと思うが、鎌倉にある先生のお宅に何度か一緒にうかがい、今日まで支えてくださったお陰でこの本は上梓することができた。また同社の川脇久美さんをはじめ、この本の出版にかかわってくださったすべての皆様に深く感謝したい。

二〇一三年早春

吉岡隆

著者紹介

なだいなだ

1929年東京生まれ。慶應義塾大学卒業。作家、精神科医。フランスに留学後、慶應病院、国立療養所久里浜病院、明治学院大学などに勤務。著書に「娘の学校」「お医者さん」「くるいきちがい考」「いじめを考える」「権威と権力」「こころ医者講座」など多数。

吉岡隆（よしおか　たかし）

1946年浦和生まれ。上智大学、同大学院卒業。ソーシャルワーカー。東京都立松沢病院、埼玉県立精神保健総合センター、埼玉県所沢保健所を経て、こころの相談室「リカバリー」を開設。著書に「依存症」「性依存」「共依存」「援助職援助論」など。

アルコール依存症は治らない　≪治らない≫の意味

2013年3月10日　発行

著者　なだいなだ
　　　吉岡隆

発行者　荘村明彦

発行所　中央法規出版株式会社
〒151-0053　東京都渋谷区代々木2-27-4
代　表　TEL 03-3379-3861　FAX 03-3379-3820
書店窓口　TEL 03-3379-3862　FAX 03-3375-5054
編　集　TEL 03-3379-3784　FAX 03-5351-7855
http://www.chuohoki.co.jp/

装丁　箕浦卓

装画　岡部哲郎

印刷・製本　株式会社太洋社

ISBN978-4-8058-3779-5

定価はカバーに表示してあります。
落丁本・乱丁本はお取り替えいたします。